看護に活かせる

画像
かんたんガイド

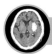 頭部

 胸部

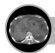 腹部

 骨格

監修　横堀將司

編集　町田　幹

　　　竹原典子

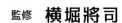

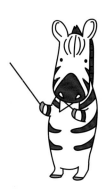

照林社

編著者一覧

監修

横堀將司　日本医科大学付属病院 高度救命救急センター 部長
　　　　　　日本医科大学大学院医学研究科 救急医学分野 教授

編集

町田　幹　日本医科大学付属病院 放射線科 講師
竹原典子　日本医科大学付属病院 高度救命救急センター 看護師長

執筆（五十音順）

金谷貴大　川口市立医療センター 救命救急センター 医長
斉藤徳子　日本医科大学付属病院 高度救命救急センター 看護係長、救急看護認定看護師
塩田浩平　日本医科大学付属病院 高度救命救急センター
嶋田一光　日本医科大学付属病院 高度救命救急センター 主任看護師
　　　　　急性・重症患者看護専門看護師
竹原典子　日本医科大学付属病院 高度救命救急センター 看護師長
寺谷内　泰　日本医科大学付属病院 高度救命救急センター 助教
町田　幹　日本医科大学付属病院 放射線科 講師
三宅のどか　日本医科大学付属病院 高度救命救急センター 助教

編集協力

白川睦美　日本医科大学付属病院 高度救命救急センター 主任看護師
　　　　　急性・重症患者看護専門看護師

（2023 年 8 月現在）

はじめに

　看護師を含む医療者や医療系学生のみなさんは、臨床現場や実習現場でX線写真やCT画像に触れる機会が多いと思います。しかし、その読影には経験を要することから、判断の信頼性は読み手によって大きな開きがあることも否めません。読影のコツを知ることは、とても重要なのです。

　とはいえ、日常の医療を担う忙しい医療者のみなさんにとっては、なかなか読影のトレーニングの時間も取れないのが実情でしょう。この『看護に活かせる 画像かんたんガイド』は特に救急医療に限らず、一般診療におけるX線写真やCT画像の読影の基本と応用を解説した1冊であり、臨床現場での実践的な判断に役立つ内容が詰まった本となっています。

　なぜ、X線写真はこのように見えるのか、シルエットサインとは何かなど、基礎知識編では影のできかたや画像の見かたがわかりやすく記載されています。また、正常所見を知ることから異常所見も理解できるようになっています。実践編では、普段、現場で見ることの多い頭部、胸部、腹部、骨格などの病態にかかわる異常所見が、ていねいに解説されています。

　とはいえ、最近のテキストにあるような、知識をひけらかすような堅苦しい教科書ではなく、初学者が読み進めやすい、やわらかい文体を心がけました。各項目がまるで一話完結の短編集のように簡潔に記載されているため、肩ひじを張らずに読み進めることができ、リアルな臨床状況の想定を膨らませながら学ぶことができると思います。

　本書では、特に看護師のみなさんが見る機会が多い「X線」と「CT」の画像に焦点を当て、網羅的に学べる画像診断の要点が詰め込まれています。ビギナーからエキスパートまで、患者さんの側に寄り添う、すべての医療者のお役に立てれば幸いです。

2023年8月

日本医科大学付属病院 高度救命救急センター 部長

横堀將司

CONTENTS

3. 腹部 の画像 ⋯⋯⋯⋯⋯⋯⋯⋯ 寺谷内　泰

4. 骨格 の画像 ⋯⋯⋯⋯⋯⋯⋯⋯ 塩田浩平

豆知識・Column

装丁・本文デザイン・DTP制作：伊延あづさ（アスラン編集スタジオ）
カバー・本文イラスト：吉村堂（アスラン編集スタジオ）

基礎知識編

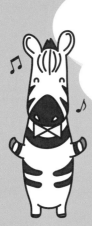

ここでは、Ｘ線写真・ＣＴ画像を見るための
キホンの知識をやさしく解説します。
影ができる「しくみ」と、
カラダのなかを画像で見る「方法」を
ポイントをおさえて学んでいこう♪

単純 X 線写真における影のできかた

1 影のできかた

　電球とスクリーンの間に半透明の物質があれば、影がスクリーンに投影されます。この現象は、日々みなさんが目の当たりにするものですが、**単純 X 線撮影も同じ原理**です。

　電球→「**X 線管球**」、物質→「**被検者**」と考えてみましょう。X 線管球から X 線が照射され、物質を通してフィルムやスクリーンに被験者の影ができます。

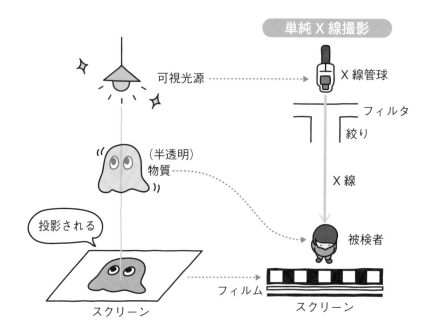

　以前は、検査画像をすべて「フィルム」に焼き出し、またはプリントされてシャーカステンに設置し、背後から白い光を当てて読影していました。

　現在では、画像はデジタル化されてフィルムは使われず、端末画面上の「画像ビューワー（Viewer）」で読影します。

2 影（白黒）の濃淡

　昔のアナログカメラ同様、X線が直接フィルムに当たれば、影は「真っ黒」になります。一方、物質に吸収されたり散乱して弱まったX線がフィルムに当たれば、影は「グレー」に、まったくX線がフィルムに届かなければ、影は「真っ白」に表示されます。

　この場合、影となるグレーの濃度は物質の成分や大きさ、形によって変化します。

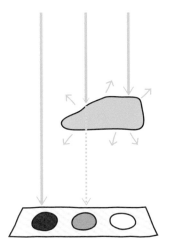

X線は人体を通り抜ける
⬇
組織にX線が吸収される
組織に当たってX線が散乱
⬇
それでも通り抜けたX線はフィルムに当たる
⬇
そのままのX線が当たったところは黒に
X線が吸収された部分はグレーや白に

　なお、上部消化管造影検査や注腸検査など、いわゆる造影剤を用いた透視撮影や血管造影の検査では、検査中に操作室で透視の状態を確認します。その際、撮影機器のモニタ画面に表示された画像は、電子カルテなどで普段見ているフィルム表示と白黒反転して表示されます。

●上部消化管造影検査の表示

フィルム表示	モニタ画面

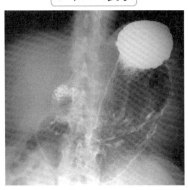
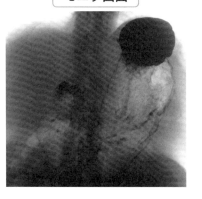

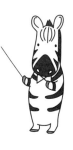

X線透視の場合は白・黒が
逆転して見えます。

それでは、どのような物質が影の濃淡をつくるのでしょうか。

X線撮影で区別のつく物質の濃度を挙げます。黒いものから白いものまで順に挙げると、下図に示す5つです。

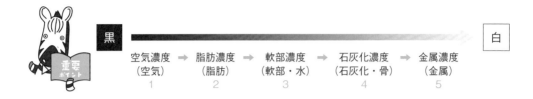

黒　空気濃度　➡　脂肪濃度　➡　軟部濃度　➡　石灰化濃度　➡　金属濃度　白
　　（空気）　　　（脂肪）　　　（軟部・水）　　（石灰化・骨）　　（金属）
　　　1　　　　　　2　　　　　　3　　　　　　　4　　　　　　　5

このように、**X線撮影では「5つの濃度」しか分別することができません。** これは大事なポイントです。5つの濃度のほかは、形だけをヒントにして画像を判断せざるを得ないことになります。

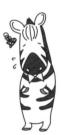

　……でも、人体の臓器のほとんどは
軟部臓器だし、なかに溜まった液体
（血液、体液など）と軟部構造は濃
度が同じだから、区別がつかない…。

単純X線写真は5つの濃度と形だけで成り立ち、かつ、いろいろな構造が重なり合っており、それを**"どのように読みほどくか"が重要**になるのです。

X線撮影写真は、患者（被検者）の**X線管球側の皮膚表面→体内→フィルム側の皮膚表面のすべての部分が投影された複合影**です。

複合影とは例えば、画像上は同じ位置にあっても、実際の存在部位は異なるケースや、画像上は同じサイズでも、存在部位によって実際のサイズが異なるケースなどがあります。

いろいろな構造が前後して重なり合っていたり、接している複合影が単純X線写真なのです。

単純X線写真は

X線管球側の皮膚面から
体内を通り
フィルム側の皮膚面までの
複合影

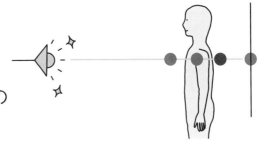

同じ位置に影があっても…

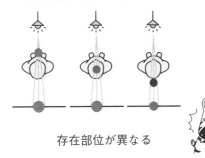

存在部位が異なる

X線写真って、
実際はいろいろ重なって
できている影なのです！

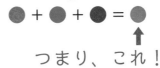

つまり、これ！

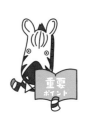

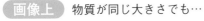

画像上　物質が同じ大きさでも…　　　　影が同じ大きさでも…

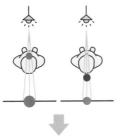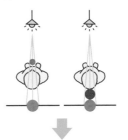

実際

存在部位によって、
影の大きさが異なる

存在部位によって、
物質の大きさが異なる

5

単純 X 線写真における 境界線のできかた

1 「濃度差」による境界線

この X 線写真の濃度差はどのように生じるのか、図のような構造を例に考えてみましょう。
上から X 線が照射されたとき、

パターン①：3本目の線より左側の「正方形①」の部分は X 線の透過する物質の長さ
が短いので、フィルムには多くの X 線が当たって影は黒くなります。

パターン②：一方、5本目の線より右側の「長方形②」の部分は X 線の透過する長さが
長いので、フィルムに当たる X 線の量は少なくなって影はグレーになります。

パターン③：3本目の線と5本目の線の間の「台形③」の部分は、左（①）から右（②）
に行くにつれて透過する X 線が少なくなるので、影は黒からグレーへグラ
デーションになります。

● 「濃度差」のできかた

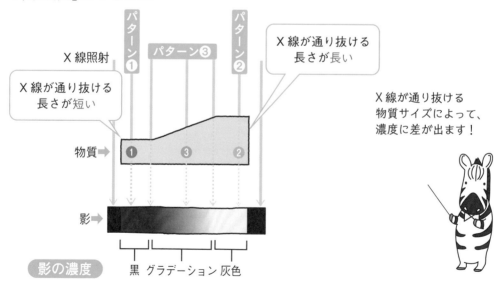

通り抜ける物質のサイズ（長さ）が大きいほど、X 線は物質に吸収され、影は白っ
ぽくなるのです。

2 「形の違い」による境界線

画像上で見える線（＝境界線）はどのようにできるのでしょうか。
境界線ができるには、以下の２つの条件がそろうことが必要です。

- ☑ X線吸収値の著しく異なる２つの物質が接していること
- ☑ 接する境界面がX線束の走行（X線の進む方向）と
  平行であること

ここからは、３つの模型で具体的に見ていきましょう。背景には、模型よりもＸ線吸収値の少ない物質があるとします。

①長方形：両側側面の部分が、Ｘ線吸収値の異なる物質が接し、投影する線と平行であり、境界線ができます。

②三角形：左側面は長方形と同様に境界線ができます。右に行くに従ってＸ線の透過量が増えていくので、白から黒へのグラデーションができ、最後の三角形の頂点の部分では境界線はできません。

③楕円形：楕円の接線として、両側に境界線ができるほか、内部は中央部が最もＸ線が吸収される部位なので最も白く、外方に行くにしたがってグラデーションで黒に近づきます。

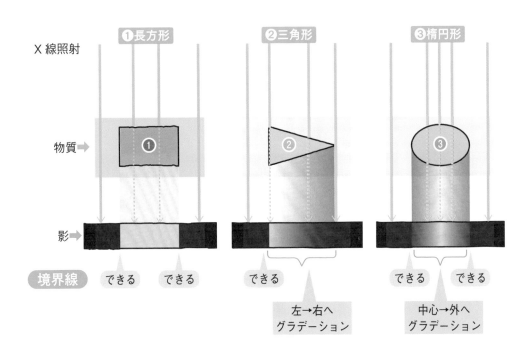

簡単にまとめると、X線吸収値の異なる2つの物質が接している状態で、接する面がX線の投影方向と平行ではない場合（下図−❶）は境界線ができず、グラデーションとなります。

　一方、丸みを帯びている構造や陥凹構造の境界面、蛇行曲面の一部が投影方向と平行となった構造の場合（下図−❷）は境界線が生じます。

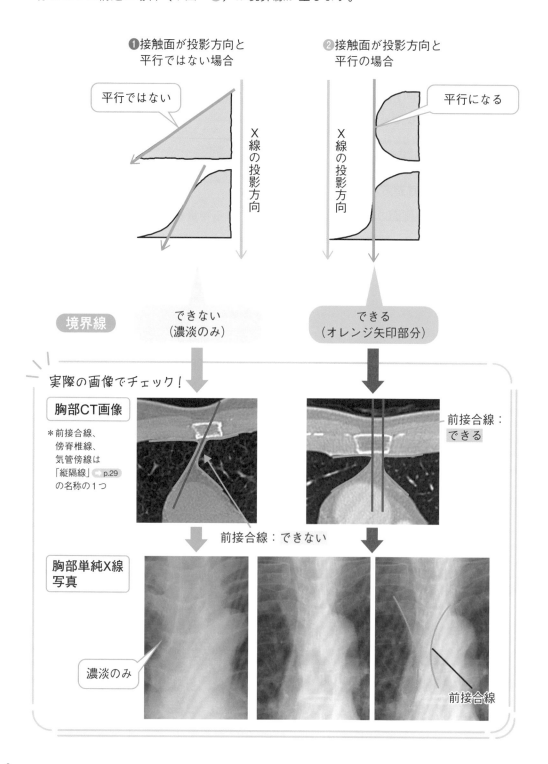

❶接触面が投影方向と平行ではない場合

平行ではない

X線の投影方向

❷接触面が投影方向と平行の場合

平行になる

X線の投影方向

境界線

できない（濃淡のみ）

できる（オレンジ矢印部分）

実際の画像でチェック！

胸部CT画像

＊前接合線、傍脊椎線、気管傍線は「縦隔線」 p.29 の名称の1つ

前接合線：できる

前接合線：できない

胸部単純X線写真

濃淡のみ

前接合線

3 「シルエットサイン」のできかた

シルエットサインとは、２つの構造の位置関係に伴い境界線が消失するか、消失しないかの現象のことです。

　　　　境界線が消えることを「シルエットサイン陽性」と呼びます。

　２つの長方形の物質Ⓐ Ⓑ（濃色の四角）、および背景にはＸ線吸収値の少ない物質（淡色の四角）があるとします。この場合、図のような影が生じます。この物質Ⓐ、Ⓑが接したら、画像はどうなるでしょうか。

● ２つの物質が接触するパターン

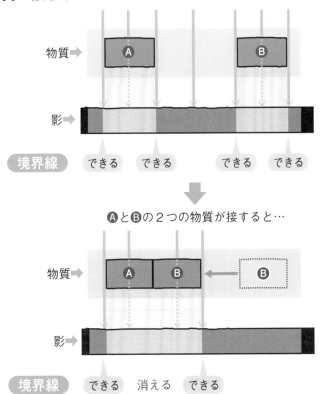

２つの物質は同じＸ線吸収であるため、境界線は消える

✔ 構造が接した場合は、境界線は消える

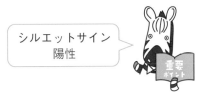

シルエットサイン
陽性

一方、物質Ⓐ、Ⓑが接近しても、前後に存在する場合はどうでしょうか。

● **2つの物質が前後で重なるパターン**

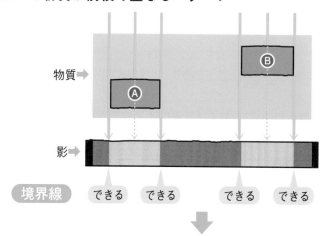

前後関係にある2つの物質が近づき、前後に重なると

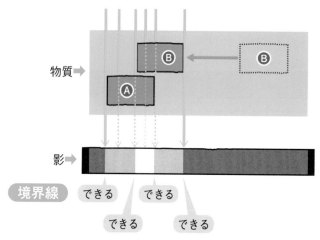

2つの物質が重なる部分の影は白くなるが、境界線は残る

つまり……

☑ 重なった部分はより多くのX線が吸収されるため、影はさらに白くなる

☑ 「X線吸収値が異なる」条件は変化しないため、すべての境界線が残る

これがシルエットサイン陽性・陰性の概念です。

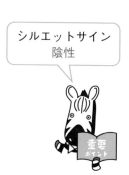

シルエットサイン
陰性

胸部単純 X 線写真では、境界線を作り出す 2 つの物質は、多くの場合、X 線吸収値の著しく異なる空気と軟部濃度です。

肺野や縦隔では空気と軟部の境界線がたくさんあり、すべて重なり合うので、画像上では多くの線構造を見ることができます。

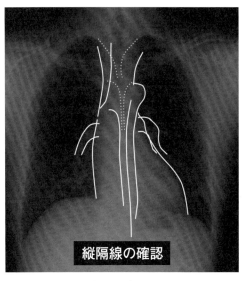

縦隔線の確認

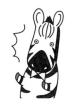

胸部単純 X 線写真で
見られる境界線は、
こんなにあります！

・肺野では、肺内の空気と肺脈管、肺内の
　空気と縦隔構造
・縦隔では、その他、気管・主気管内の空
　気と縦隔軟部構造

さらに骨は X 線吸収値が著しく異なるので、上図に挙げた境界線のほかに、さまざまな骨の骨膜部の線が重なり合います。

4 空気濃度と軟部濃度の境界線

　健康診断で撮影された 20 歳代の女性の胸部単純 X 線写真を示します。このなかで、「円形状」および「半円形状」の影がいくつかあります。すべて見つけられますか?

　ここでは、これらの影について、その成り立ちを考えましょう。

正面像

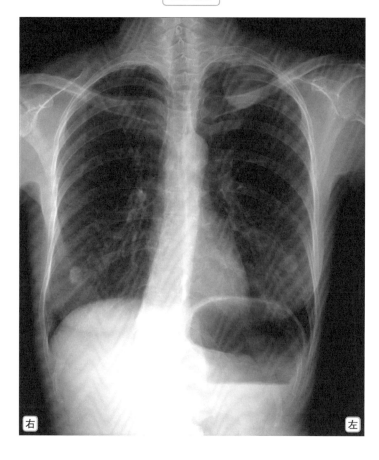

右　　　　　　　　　　　　左

・円形状
・半円形状
の影は
いくつあるか?

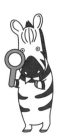

　復習になりますが、境界線のできる条件は、X 線吸収の異なる 2 つの物質が接し、X 線束と平行となる接線を形成することです。

　その 2 つの物質の組み合わせとして、

・空気濃度－軟部濃度

・脂肪濃度－軟部濃度

・空気濃度－脂肪濃度

が主になりますが、特に結節性病変の見えかたを考えるには、「**空気濃度－軟部濃度**」**の成す境界線が重要です。**

▶ 円形状の線の成り立ちをみる

イメージで説明すると、ここに円形の境界線（形状は必ずしも円形である必要はないが、ループ状に一周閉じられた線）があります。ここでは、これを「円形状の影」と呼びます。

円形状の影

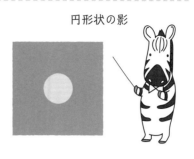

「空気濃度－軟部濃度」の場合、胸部で考えると「空気」は肺内の空気もしくは皮膚に接した身体の外にある空気であり、その「空気」と「軟部」との組み合わせになります。

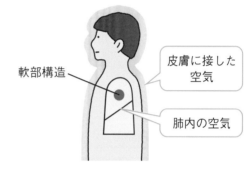

軟部構造

皮膚に接した空気

肺内の空気

これらの組み合わせで影を成す場合、

☑ 円形状の線の内側は白っぽく（軟部）
☑ 外側は黒っぽく（空気）

表示されます。

円形状の線の成り立ち

（肺内の）空気

画像上の影

軟部構造

円形状の線の内側は白っぽく、外側は黒っぽくなります。

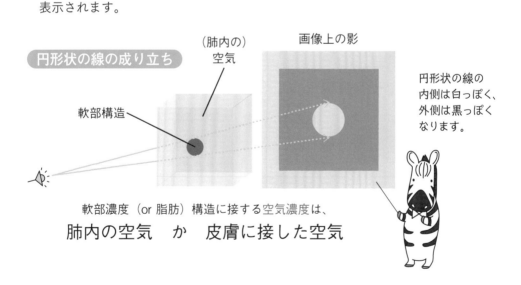

軟部濃度（or 脂肪）構造に接する空気濃度は、

肺内の空気　か　皮膚に接した空気

先ほどの症例では両側下肺に小さな円形状の線があります。模式図で示したように、線の内側は白っぽく、外側は黒っぽいです。この円形状の線のもとの構造はどこにあるでしょうか？　側面像も追加して見てみましょう。

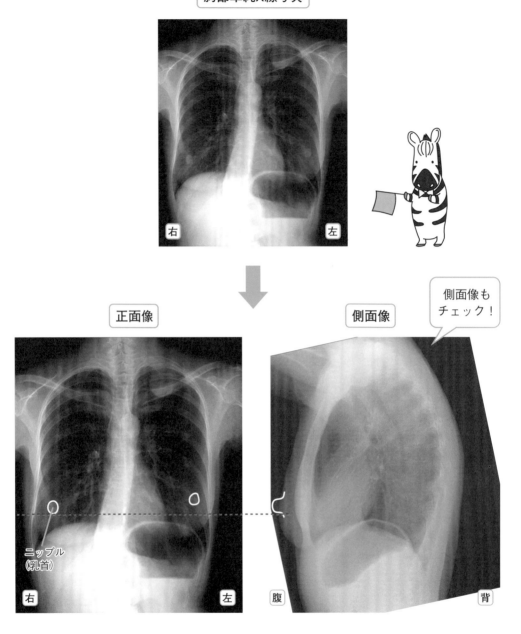

胸部単純X線写真

正面像

側面像

側面像も
チェック！

ニップル
(乳首)

右　左

腹　背

　肺に相当する部分には、はっきりした結節状の病変はありません。一方で、ほぼ同じ位置にある結節状の構造を探してみると、nipple（ニップル、乳首）に行き当たります。

　この影は通称「ニップルシャドウ（nipple shadow）」というものですが、これは、**乳首が軟部構造、そして周囲に空気が存在するので、円形状の線が生じている**ことがわかります。

　肺内に腫瘤性病変があれば、その腫瘤性病変が軟部構造、周囲には肺の空気があり、円形の線が生じます。それぞれ、特徴的な名称がついています。

　ただし、単純に名称を覚えるのではなく、**円形の線を見つけたときに、それがどこにあるのか、を十分見きわめることが大切**であり、その方法の1つが**側面像を確認**することです。

　胸部単純X線写真は、正面像と側面像の2方向を撮影するのがルーチン撮影法であるのは、**2方向から観察することで病変の位置を推定しやすい**からです。

	肺内の空気	皮膚に接した空気
考えられる病変	肺腫瘤→コインリージョン（coin lesion）	乳首→ニップルシャドウ
	葉間胸水→バニッシングチューモー（vanishing tumor）	皮膚結節

「円形状の線」が
肺野にあるときは肺の病変か
どうか見きわめが大切

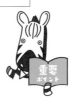

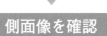
側面像を確認

▶ 半円状の線の成り立ちをみる

　今度は、半円状の線の成り立ちに注目しましょう。

　先ほどのニップルシャドウの下方から外側にかけて、半円状の線が見えます。この線は、肺野の黒い領域からはみ出した線なので、つまり**肺内の空気ではなく、皮膚に接した空気**との境界であると推定できます。

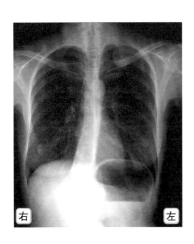

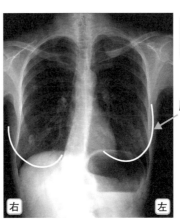

肺野から
はみ出している線

＝

肺内の空気ではなく、
「皮膚に接した空気」

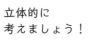

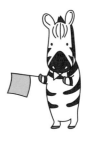

立体的に
考えましょう！

先ほどのニップルシャドウと同じように見ていきましょう。

　まず、側面像を追加して観察します。肺に相当する部分には、線を形成する病変はありません。一方で、ほぼ同じ位置にある構造を探してみると、「乳房の下縁に相当する線」だと理解できます。

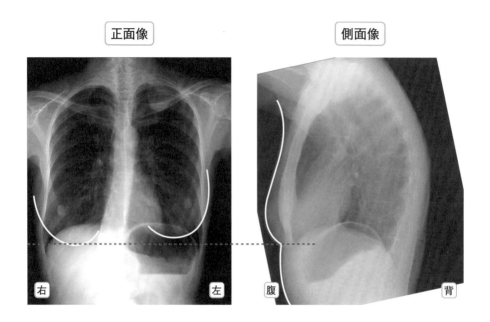

正面像　　　　側面像

右　　左　　　腹　　背

　もう少し詳しく考えると、乳房は胸壁に連続した腫瘤状の構造で、重力によって下方へ偏位しています。

　投影像では、乳房の下方は投影直線と接する平行面があり、これが「軟部濃度－空気濃度」の境界線として描出されます。一方、乳房の上方は投影直線と接する平行面がなく、境界線はできずに濃淡で表示されます。結果として、境界線は**下方を主とした「半円形の線」**が生じる、ということです p.8 。

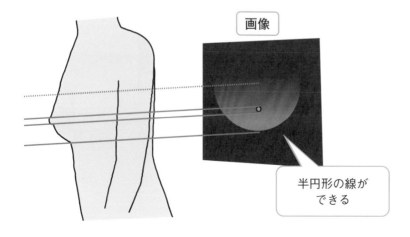

画像

半円形の線が
できる

「軟部濃度」と「空気」による境界線についてまとめると、

☑️ 半円形の線は、軟部濃度（または脂肪）で円弧など部分的にできる線

空気と接していて、X線束と平行となる
接線を形成できた場合　　**境界線ができる**

空気と接していても、壁などになだらかに付着し、
X線束と平行となる接線を形成できない場合　　**境界線はできない**

- -

全周性に境界線ができる形状を
している場合　　**円形の線が
できる**

胸壁などから突出している構造など、
物体の一部が境界線ができる
形状をしている場合　　**半円形の線が
できる**

先ほどの症例に戻って画像を見ると、左肺尖に一部鎖骨に重なるように半円形の線（➡）が見えます。この構造はどこにあるのでしょうか。

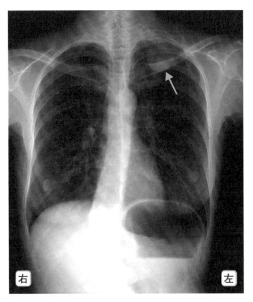

❶半円形でも線が構成されていて、内側は
白っぽく、外側は黒っぽい

「軟部構造」が「空気」と接している？

❷その空気はどこにある空気か？

肺の空気？　それとも、皮膚のまわりの空気？

❸半円形のサイズは椎体より
やや大きく、5cmくらいは
あるか？

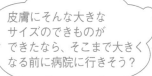

皮膚にそんな大きな
サイズのできものが
できたなら、そこまで大きく
なる前に病院に行きそう？

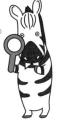

それでは、同部のコンピュータ断層撮影（computed tomography：CT）画像（矢状断 ➡ p.58 ）を示しましょう。

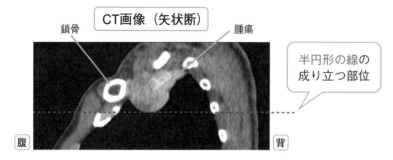

これは、肺尖部胸膜に連続した腫瘤です。腫瘤の下縁は肺の空気と接しているために境界線としての半円形の線ができますが、腫瘤の上縁は胸膜に広がり、境界線が生じる構造にはなっていません。

この線のできかたは乳房の場合と似ています。すなわち、**半円形の線を見たら、壁在性の病変**であると考えるのがよさそうです。

結節性の構造が投影される場合、

☑ **円形状の線は**、周囲にくまなく空気が存在すること

☑ **半円状の線は**、線の部分は空気との境界をつくるが、

　線が生じていない部分は壁構造に付着していること

線のできかたは「乳首の線のできかた ➡ p.13 」「乳房の線のできかた ➡ p.15 」を思い出しましょう。

（p.12 の問題の答えは、円形状が 2 個、半円状が 3 個＝合計 5 個でした）

5　境界線が消える組み合わせ

さて、今度は存在していた線が消えてしまう状況を考えましょう。

同じ濃度の、異なる 2 つの構造が接した場合に境界線は消えます。このような存在していた境界線が消える現象は、いわゆる"**シルエットサイン**" ➡ p.9 と呼ばれますが、一般的には縦隔線が消えるときのことです。

ただし、この現象は縦隔線に限っていえることではありません。

「同じ濃度の組み合わせ」とは、基本的には「軟部濃度−軟部濃度」のことで、軟部濃度には軟部組織と液体が含まれるので、以下の組み合わせになります。
・「軟部組織」−「軟部組織」
・「軟部組織」−「液体」

6 境界線から病変の位置を推定

▶**症例1**

提示した症例画像のなかで、どこに異常があるでしょうか。

といっても、正常の胸部単純X線写真について理解していないと、なかなか異常は探せませんね。まずは正常画像と見比べて、考えてみましょう。

胸部単純X線写真（症例）

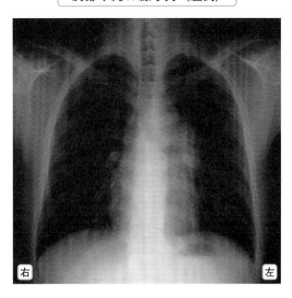

胸部単純X線写真（正常）

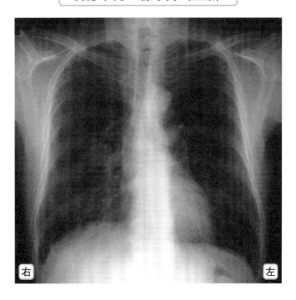

19

下記の胸部CT画像で示した部分は大動脈弓部直下、肺動脈幹から左肺動脈のあたりです（本来の縦隔構造の辺縁、一部分）。腫瘤が赤線に沿って広がっています。

　これを胸部単純X線写真で見ると、この領域の縦隔線を形成するはずのあたりを、赤点線（‥‥）で示します。

　しかし、**軟部腫瘤が接したため、軟部濃度どうしなので❶境界線が消失**しています。これが**シルエットサイン陽性**です。

　一方、胸部単純X線写真では、❷大動脈弓部から下行大動脈左縁が明瞭です。CT画像で見直すと、下行大動脈辺縁には正常肺が存在し、腫瘤の位置とは関係がありません。

　つまり、これは「軟部濃度－空気濃度」の組み合わせであり、胸部単純X線写真で線を形成しているのは合理的です。これが、**腫瘍に対してシルエットサイン陰性**です。

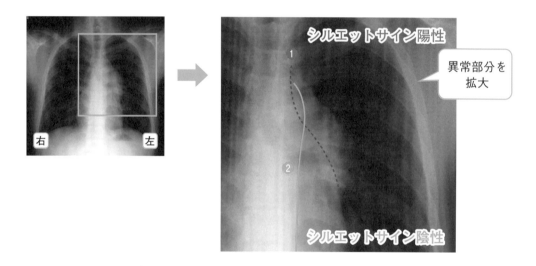

　2つの画像を見比べてみて、どこに異常があるか、わかりますか？

　正面像で見つけることが難しければ、側面像も確認してみます。

よーく見比べてみると、
わかりましたか？

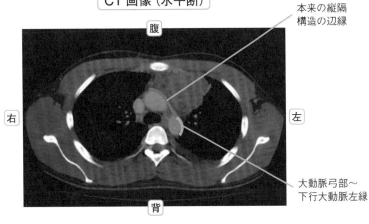

CT 画像（水平断）

本来の縦隔
構造の辺縁

腹

右　　　　左

背

大動脈弓部〜
下行大動脈左縁

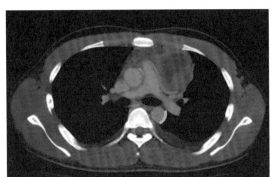

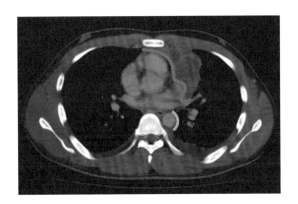

　まとめると、このような胸部単純 X 線写真を見た場合、シルエットサインの所見から、**軟部病変が背側ではなく"腹側にある"**、と推定できるのです。

シルエットサインから、
病変が「腹側にある」と推測できます！

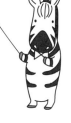

▶ 症例2

ほかの症例を見てみましょう。この画像のなかで、病変はどこにあるでしょうか。

正面像で見つけることが難しければ、側面像も確認してみます。

胸部単純X線写真（正面像）

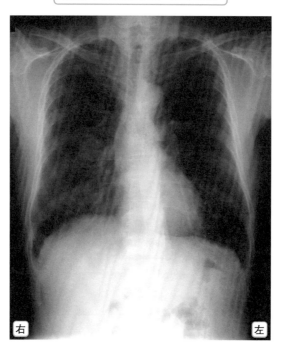

胸部単純X線写真（側面像）

側面像も
確認！

胸部単純X線写真（正面像）　　　　側面像

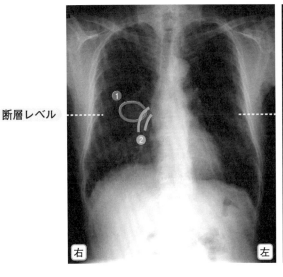

断層レベル ····

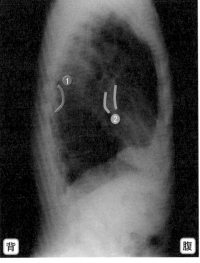

　右肺門レベルに❶丸に近い形（類円形）の線があります。その内側には❷右肺動脈
の線が重なって見えます。すなわち、類円形の線も右肺動脈の線も保たれていること
から、この2つの構造は別の位置に存在する、前後の位置関係であると推定できます。

　側面像ではわかりにくいですが、❶類円形の線は背側の胸膜部の腫瘤であり、この
推定が正しいと確認できます。

　なお、CT画像でも位置関係が明瞭です（背側胸膜部の腫瘤　）。

CT画像（水平断）

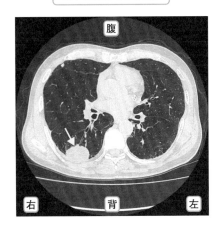

7 肺脈管影が消えるしくみ

　シルエットサインの原理の応用として、肺脈管影の消失について考えましょう。肺は、気管・気管支内の空気、肺胞内の空気、そして肺脈管で構成されます。ミクロで観察すると、図のような構造です。

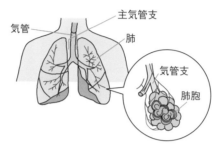

●病理組織のイメージ

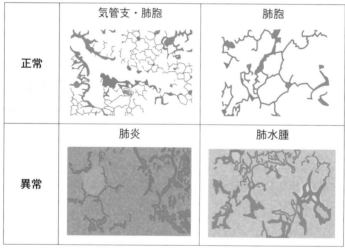

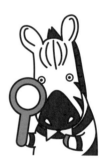

　肺炎や肺水腫は、**肺胞内に炎症性細胞浸潤や液体が充満した状態**です。これらは、胸部単純 X 線写真でどのように見えるでしょうか？

　このときポイントとなるのは、液体も軟部も「軟部濃度」になる、ということです。

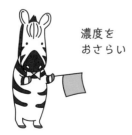

濃度を
おさらい

空気濃度	軟部濃度	
空気	水・液体	軟部構造

本来、肺胞内は空気で満たされているので、画像上は「空気濃度」です。しかし、肺胞内が液体や炎症細胞浸潤で満たされ始めると同時に、内部の空気は減少します。すなわち、空気濃度が少しずつ軟部濃度に変化していきます。これが「**すりガラス様**」といわれる状態です。

さらに病態が進んで、肺胞内の含気がなくなれば、完全に軟部濃度に置きかわります。

もともと、肺脈管は軟部濃度として描出されます。したがって、**肺胞内の空気がなくなった場合、その肺胞に接する脈管は同じ「軟部濃度」どうしとなり、脈管と肺胞との境界線が消えて、結果として肺脈管影も消える**のです。

この現象をわかりやすいイメージにすると、以下のようになります。

気管支とそれに並走する肺動脈の周囲には肺胞が広がっています。この肺胞内に、液体や炎症細胞浸潤が広がっていくことを想定します。そうすると、肺胞の濃度は「空気濃度」から「軟部濃度」に変化し、やがて脈管と肺胞との境界線が消えて、脈管がどこにあるのかわからなくなります。

なお、気管支は含気が残ることがあり、このように、気管支だけ黒く残った状態を「気管支透亮像（エアブロンコグラム）」と呼びます。

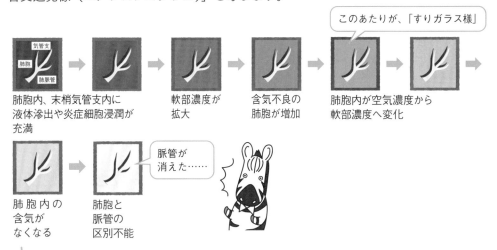

肺胞内、末梢気管支内に
液体滲出や炎症細胞浸潤が
充満

軟部濃度が
拡大

含気不良の
肺胞が増加

肺胞内が空気濃度から
軟部濃度へ変化

このあたりが、「すりガラス様」

肺胞内の
含気が
なくなる

肺胞と
脈管の
区別不能

脈管が
消えた……

基礎知識1のまとめ

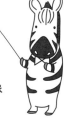

- 単純X線写真の投影原理は、**電球の影と同じ**
- 単純X線写真で識別できる**物質濃度は5つ**
- 軟部と液体は濃度として**識別できない**
- シルエットサインは基本的に**軟部濃度どうし**
- シルエットサインの原理は心陰影だけではなく**すべての境界線が対象**
- シルエットサインにより**病変の推定ができる**

撮影体位と撮影方向

撮影体位・方向にはいくつか種類がありますが、ここでは胸部単純X線写真の立位・臥位について説明します。

●胸部単純X線写真の主な撮影体位

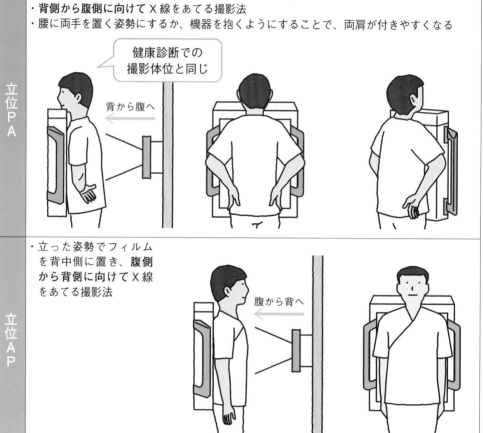

立位PA
- 立った姿勢で、両肩を含めて前胸部をフィルム面に付ける
- **背側から腹側に向けて**X線をあてる撮影法
- 腰に両手を置く姿勢にするか、機器を抱くようにすることで、両肩が付きやすくなる

健康診断での撮影体位と同じ

背から腹へ

立位AP
- 立った姿勢でフィルムを背中側に置き、**腹側から背側に向けて**X線をあてる撮影法

腹から背へ

| 臥位 AP | ・臥位の状態でフィルムを背中側に置き、**腹側（上）から背側（下）に向けてX線をあてる撮影法** | 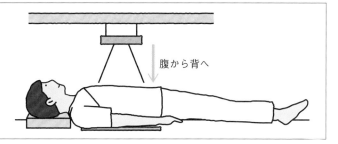
腹から背へ |

「立位PA」「立位AP」「臥位AP」撮影は、撮影体位や曝射方向が異なることも含め、少しずつ影が異なりますので、比較してみていきましょう。

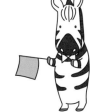

●胸部単純X線写真の撮影方向

今回は主にココを解説！

種類	向き	撮影の方向
❶ AP	正面	Anterior → Posterior（腹→背）
❷ PA	正面	Posterior → Anterior（背→腹）
❸ RL	側面	Right → Left（右→左）
❹ LR	側面	Left → Right（左→右）
❺ RA（P）O	斜位	Right Anterior（Posterior）Oblique
❻ LA（P）O	斜位	Left Anterior（Posterior）Oblique

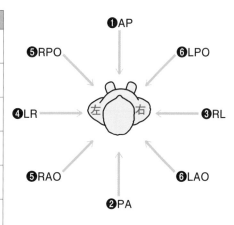

❶AP
❺RPO ❻LPO
❹LR 左 右 ❸RL
❺RAO ❻LAO
❷PA

豆知識　　ポータブルX線撮影って何？

　患者の状態が悪い場合、X線撮影室に移動できないことがあります。この場合、診療放射線技師が、ポータブル撮影機器を携えて病室など患者のところに赴き、胸部や腹部の単純X線撮影を行います。これを「ポータブルX線撮影」といいます。

　胸部の場合は、臥位または半座位で、背中側にフィルムを置き、技師がX線管球とフィルムとの距離を測定して、患者が息を吸いきったのを視認して撮影します。

　このため、ポータブルX線写真の状態は、患者の状態や技師の技術に左右されます。

撮影体位による見えかたの違い

　まず、鎖骨の見えかたの違いから考えてみます。

　撮影体位によって、鎖骨の位置はおおむね下記のイラストに示す赤線の位置にあります。そこで、同じ撮影距離からX線をあてた影を考えましょう。

　少なくとも理論的に、上下方向に鎖骨の影の大きさは異なると考えられます。これを念頭に、3つの画像を比較してみましょう。

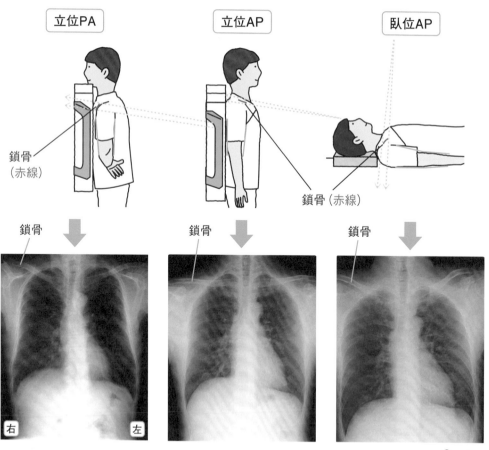

同じ鎖骨でも、
見えかたが
少しずつ違います。

1 「立位PA」と「立位AP」を見比べる p.30

まず、立位の「PA」と「AP」の違いです。

先ほどの撮影体位の画像のなかで鎖骨を白線で示すと、PA では撮影時に前胸部を付けているため、上胸部が若干 "猫背" になることも含め、「逆ハの字」になります。AP では両腕を下に降ろしているので、「水平」になります。

次に肩甲骨を見ると、PA では両側ともに「**外側に偏位し、肺野にほとんどかぶらない位置**」にあります。一方、AP では「**まっすぐ下におり、肺に重なる位置**」にあります。

また、立位である確認事項として、**左横隔膜下に胃泡の「液面形成」**があります。地面と平行に走行する「人工的な直線状の水平線」が見えるとき、今回は空気濃度と軟部濃度の境界線であり、この軟部濃度は液体の存在を示すので、これを液面形成といいます。胃泡が見えるからではなく、液面形成があるので立位といえます。

なお、非公式な見かたですが、撮影体位のため、立位 PA 撮影は両脇が空くのが特徴的です。

2 「立位PA」と「臥位AP」を見比べる p.31

鎖骨はどちらも「逆ハの字」を示しますが、臥位 AP の場合は、X 線が前下方から後上方のほうに進むこともあり、鎖骨がかなり頭側に位置しています。その結果、臥位 AP では肺尖部分と鎖骨が重なってしまいます。

撮影体位を参考にすると、立位 PA では肩甲骨は両側ともに**外側に偏位し、肺野にほとんどかぶらない位置**にあります。一方で、臥位 AP では、**肩甲骨はまっすぐ下に降りて、肺に重なります**。

そして、立位では**胃泡の液面形成**がありますが、臥位では**液面形成は生じません**。

さらに、あくまで比較の問題ですが、臥位撮影の場合は結果的に胸を張ることになり、**上胸部のサイズが左右に広がります**。また、臥位は重力に関係がないので、**上部の縦隔線が比較的明瞭**です。

縦隔線とは、両側肺が
内側において縦隔の構造と
肺との間にできる
臓側胸膜の線の総称のことです。

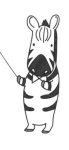

● 立位PAと立位APの比較

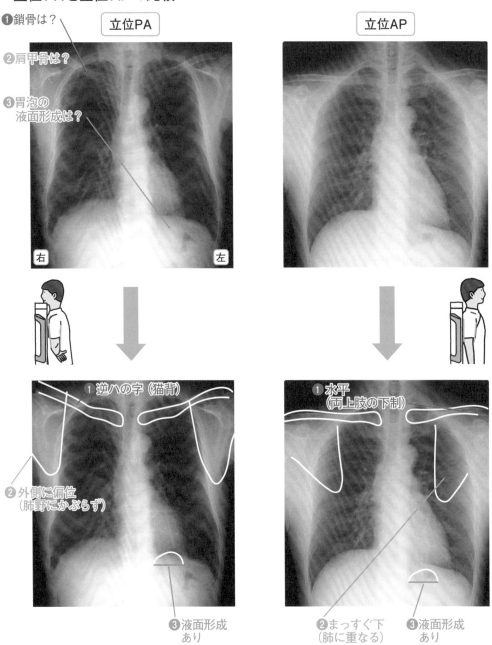

❶ 鎖骨は？

❷ 肩甲骨は？

❸ 胃泡の
液面形成は？

立位PA

右　　　左

立位AP

① 逆ハの字（猫背）

❷ 外側に偏位
（肺野にかぶらず）

❸ 液面形成
あり

① 水平
（両上肢の下制）

❷ まっすぐ下
（肺に重なる）

❸ 液面形成
あり

鏡で自身を映してみると、
理解しやすいです！

❶鎖骨	・「逆ハ」の字（猫背）	・水平（両上肢の下制）
❷肩甲骨	・外側に変位 （肺野にかぶらず）	・まっすぐ下 （肺に重なる）
❸胃泡の液面形成	・あり	・あり

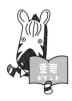

重要
ポイント

●立位PAと臥位APの比較

❶鎖骨は？

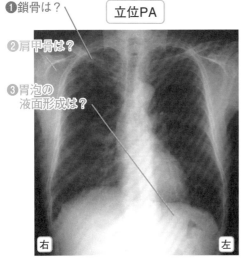

立位PA

❷肩甲骨は？

❸胃泡の
液面形成は？

右　　　左

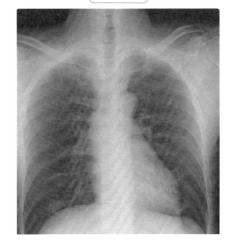

臥位AP

・上胸部が左右に広がる
・縦隔線が比較的明瞭

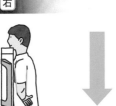

❶逆ハの字（猫背）

❷外側に偏位
（肺野にかぶらず）

❸液面形成
あり

❶逆ハの字
（頭側に位置）

❷まっすぐ下
（肺に重なる）

❸液面形成
あり

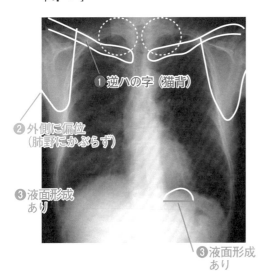

❸液面形成
なし

救急など、立位をとれない患者が多い現場では、
臥位のポータブル写真を見ることも多いです。

	立位PA	臥位AP
❶鎖骨	・「逆ハ」の字	・「逆ハ」の字（鎖骨に重なる）
❷肩甲骨	・外側に変位（肺野にかぶらず）	・まっすぐ下（肺に重なる）
❸胃泡の液面形成	・あり	・なし

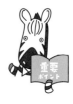

重要ポイント

胸部単純X線写真の見かた

1 正しい正面像の見分けかた

　胸部単純X線写真を見る際、まず第一に"適切に撮影されているか"確認する必要があります。その1つが、まっすぐ正面で撮影されているか、少しでも斜位像になっていないか、をチェックすることです。

　その方法は、「鎖骨の内側縁の中心」と「脊椎（椎骨）の棘突起」が一致することの確認です。

　原理をCTから作成した上胸部の骨の三次元画像で説明します。

　腹側に両側の鎖骨（❶）があり、鎖骨（内側縁）間の中心部分（❷）を設定します。背側に椎骨（❸）があり、真っ直ぐ背側に伸びる棘突起（❹）があります。

　腹側での左右の中心となる鎖骨間の中心部（❷）、背側での左右の中心となる棘突起（❹）、この2つの部位が一致すれば「正面である」といえます。

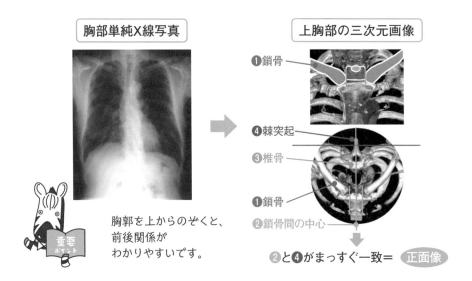

胸部単純X線写真

上胸部の三次元画像

❶鎖骨
❹棘突起
❸椎骨
❶鎖骨
❷鎖骨間の中心

胸郭を上からのぞくと、前後関係がわかりやすいです。

重要ポイント

❷と❹がまっすぐ一致＝　正面像

　右図のように、少しでも正面からずれた状態だと、正面像でどう見えるでしょうか。
　棘突起は、両側の鎖骨の内側縁の中央ではなく、横にずれるだろう、と予想がつきます。実際、正面像としてみた場合、このように棘突起がずれて見えることになります。

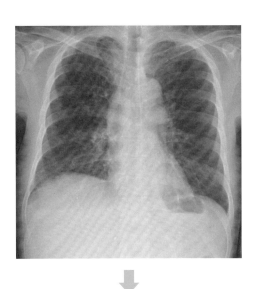 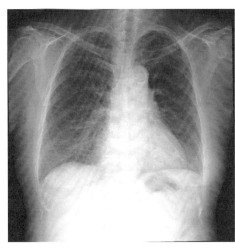

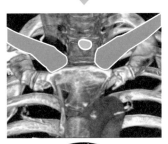 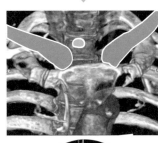

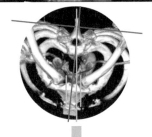 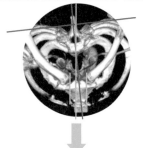

「鎖骨間の中心」が「棘突起」とずれている
＝
正しい正面像ではない（斜位像になっている）

　一見では正面像に見えても、実際は正面像でない場合、特に心陰影が正常とは異なるように見えてしまい、診断に支障が出る危険があるのです。

目印を見ると、
ズレているのがわかります。

2 肺野・縦隔の見分けかた

　肺野・肺葉・縦隔 CT と胸部単純 X 線写真で、「肺葉」「肺野」「縦隔」について解説します。まず、CT から作成した三次元画像を見てみましょう。

●CTから作成した三次元画像で見た胸部

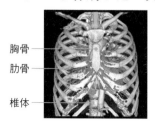

胸骨
肋骨
椎体

・胸郭は胸骨・肋骨・椎体で囲っている「構造」で、その構造で守られているのが肺

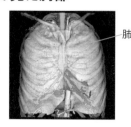

肺

・肺は肋骨に隠れるように存在し、両側の肺の間に縦隔がある
・背側ではいわゆる「横隔膜の高さ」より、かなり尾側まで広がっている

▶肺葉の見かた p.61

p.61

　肺は右と左があり、右に3つ、左に2つの**肺葉**があります。そして、さらに肺葉にはそれぞれいくつかの**肺区域**があります。

　右上葉と右中葉の境界は**小葉間裂**、右上中葉と右下葉の境界・左上葉と左下葉の境界は**大葉間裂**です。小葉間裂は立位のときに地面と平行の位置関係にあるので、「水平裂」ともいい、大葉間裂は側面から見ると斜めに走行しているので、「斜裂」ともいいます。

●肺葉と肺区域

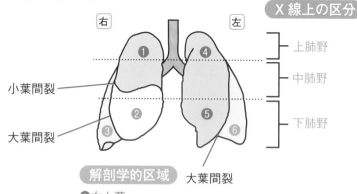

右　　　　　　左　　　　　X線上の区分

① ④ ── 上肺野

小葉間裂　　　　　　　── 中肺野

② ⑤

大葉間裂　③　　⑥ ── 下肺野

大葉間裂

X線写真と解剖で用語の違いに注意します。

解剖学的区域

❶右上葉
❷右中葉
❸右下葉
❹左上葉（上区）
❺左上葉（舌区）
❻左下葉

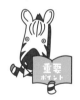

重要
ポイント

肺葉を、いろいろな方向から見てみましょう。

正面

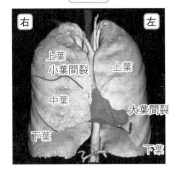

背面

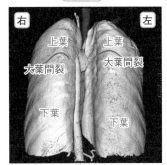

・両側肺とも、大葉間裂により上葉と下葉に分けられる

右側面

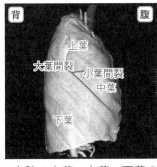

・右肺の上葉・中葉・下葉の位置関係がよくわかる

左側面

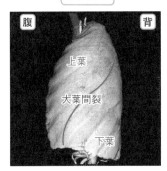

・左肺の上葉と下葉が、大葉間裂により分けられる

胸部単純X線写真では、「小葉間裂（＝水平裂）」が右肺門レベルに横走する毛髪線として観察できます。

胸部単純X線写真

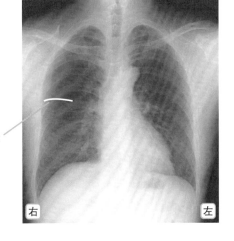

小葉間裂

小葉間裂は立位のときに地面と水平になるため、「水平裂」ともいわれます。

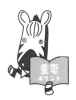

35

▶肺野の見かた

　上葉・中葉と下葉は一部が前後関係にあります。そして、肺葉内の区域も前後左右に広がっています。

　肺葉や肺区域はどこから見ても重なった状態なので、単純X線写真では異常所見があったときに「肺葉」「肺区域」を言及することがとても困難です。

　そこで、「**肺野**」という言葉を使用します。

　胸部単純X線写真で肺野を見るには、まず鎖骨と横隔膜を探します。続いて、第2肋骨、第4肋骨を見つけ、それぞれの肋骨の前下縁に線を引きます。

 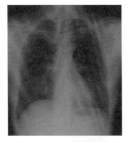 肺野を確認する

 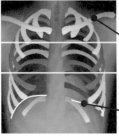 鎖骨、横隔膜を確認する

鎖骨

横隔膜

 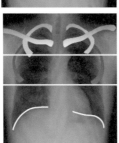 肋骨を確認し、
第2肋骨、
第4肋骨の前下縁に
線を引く

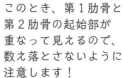 このとき、第1肋骨と
第2肋骨の起始部が
重なって見えるので、
数え落とさないように
注意します！

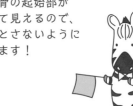

 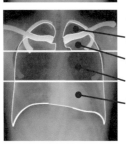 肺野を同定する
肺尖（両側鎖骨より頭側）
上肺野（鎖骨〜第2肋骨）
中肺野（第2肋骨〜第4肋骨）
下肺野（第4肋骨より尾側）

▶縦隔の見かた

肺を透過し、正中の矢状断像を重ねた側面から「縦隔」を見てみましょう。

胸骨柄と胸骨体の間と、胸椎（Th）4、5の間を線で結び、横隔膜に線を引きます。

この直線より頭側を「**上縦隔**」、心臓や上行大動脈から弓部にかけてを「**中縦隔**」、その前方胸骨の背側部を「**前縦隔**」、中縦隔の背側を「**後縦隔**」とします。

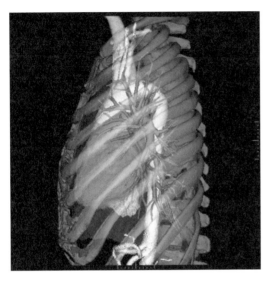

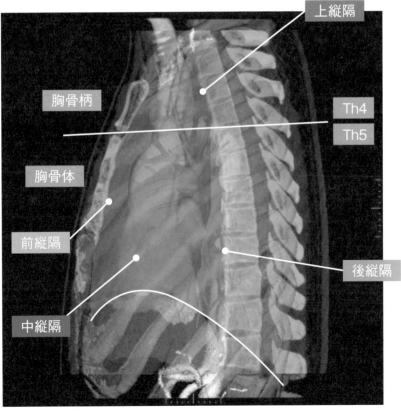

上縦隔

胸骨柄

Th4

Th5

胸骨体

前縦隔

後縦隔

中縦隔

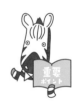

重要ポイント

3 画像を見るときの流れ

まず標準の撮影法である立位 PA 画像の読影を開始する前に、撮影体位が適切かどうか、確認しましょう。手順を下記に示します。

撮影体位の確認

❶正しい正面像になっている？ p.32

| 確認ポイント | ✓ **両側鎖骨の内側縁の間の中央に棘突起**があるか、確認する |

❷立位で撮影している？ p.28

| 確認ポイント | ✓ **胃泡の液面形成**を確認する |

✓ 両側の肩甲骨が両側外側に偏位し、上肺に重ならないことを確認する

✓ 撮影時の格好では両脇が空くため、**両側胸部外側に上肢が写っていないこと**も、立位 PA の参考になる

❸正しい呼吸位（横隔膜の位置）になっている？

| 確認ポイント | ✓ 右横隔膜：背側肋骨で数えて、おおむね**第10肋間**、腹側肋骨で数えて**第6肋骨前下縁**に見つかる |

✓ 左横隔膜：**最大1椎体ほど右側より低くなる**

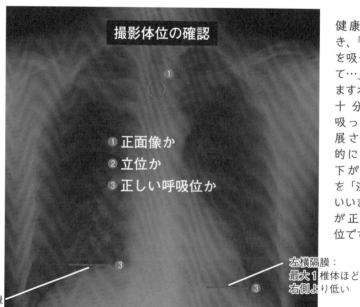

健康診断のとき、「大きく息を吸って、止めて…」と言われますね。
十分に息を吸って肺を伸展させ、結果的に横隔膜が下がった位置を「深吸気」といいます。これが正しい呼吸位です。

　撮影体位が確認できたら、さっそく画像を見てみましょう。読影の手順にはさまざまな方法がありますが、ここでは一例を紹介します。

読影の流れ

❶気管・気管支の走行を確認する

✓ 気管・気管支の見える範囲内で、狭窄や偏位がみられないか確認する

✓ 気管分岐部は、おおむね**第5胸椎レベル**にある

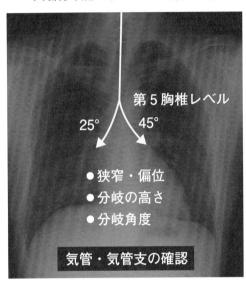

第5胸椎レベル

25°　45°

● 狭窄・偏位
● 分岐の高さ
● 分岐角度

気管・気管支の確認

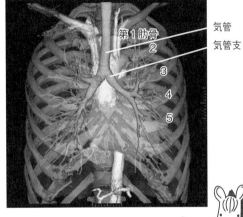

第1肋骨

気管
気管支

2
3
4
5

主気管支は
左右で分枝角度が違います！

❷縦隔線を確認する

✓ 縦隔線 ▶p.11 の描出の有無、偏位や変形がみられないかなどを確認する

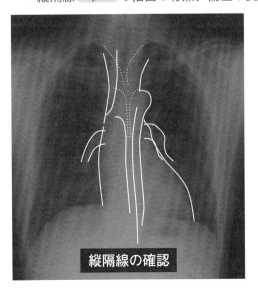

縦隔線の確認

❸心陰影を確認する

　✓ 心胸郭比（＝ CTR 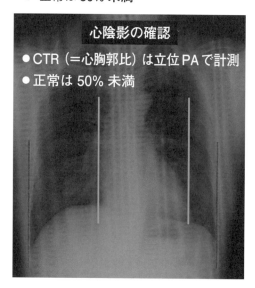 p.117 ）を確認する

　✓ CTR は**立位 PA 画像**で計測する

　✓ 正常は **50% 未満**

心陰影の確認
- CTR（＝心胸郭比）は立位 PA で計測
- 正常は 50% 未満

よくある重症患者のポータブル X 線写真 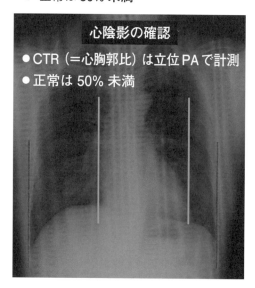 p.27 で CTR を経時的に比較するのは、間違えです。なぜなら、ポータブルは毎回異なった体位、異なった焦点距離で撮影せざるを得ず、同じ条件で撮影した画像ではないためです。
さらに、画像は「AP 撮影」となるので、CTR の正常閾値は不明です。

❹横隔膜や肺門の高さを確認する

　✓ 横隔膜は左がおおむね**最大1椎体ほど低く**、肺門の高さは左がおおむね**最大1椎体ほど高くなる**

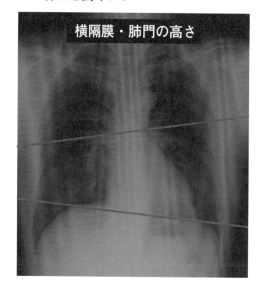

横隔膜・肺門の高さ

❺肺脈管を観察する

✓ 肺脈管は肺門から末梢に向けて、放射状に枝分かれしてだんだん細くなっていく

✓ 教科書的には肺末梢の血管は「見えてはいけない」とされるが、近年はデジタル画像なので、末梢でも見えるのが普通である

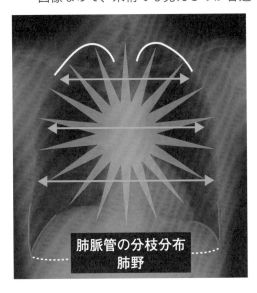

肺脈管の分枝分布
肺野

❻肺野を観察する

✓ 同じ高さで左右対称に行う

✓ 肺尖、両側肋骨横隔膜角、横隔膜、心陰影に隠れた肺底の部分も忘れないように観察する

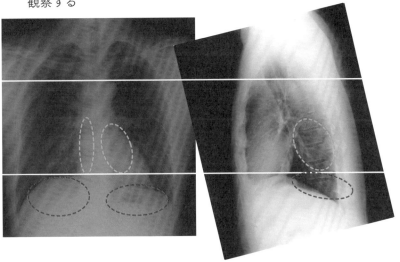

縦隔構造（⬭）や横隔膜（⬭）に重なる部位の確認

心臓などの縦隔構造や、
横隔膜と重なる部分にも肺があることを
忘れないようにします！

重要
ポイント

41

腹部単純 X 線写真の見かた

1　撮影の種類と撮影体位

　腹部単純 X 線写真も、胸部と同様に撮影の種類、体位があります。腹部の場合、横隔膜が撮影範囲に入った状態での画像であり、「**立位 PA**」と「**臥位 AP**」があります。

　一方、泌尿器科領域の撮影として、**腎・膀胱部単純 X 線撮影**があります。Kidney（腎）、Ureter（尿管）、Bladder（膀胱）の頭文字を取って「**KUB**」と略します。その名のとおり、必ず膀胱領域が撮影範囲に入る腹部画像であり、横隔膜が撮影範囲に入るかは関係ありません。

　ただし、近年、立位は横隔膜を撮影範囲に、臥位は膀胱を撮影範囲にする、通常の腹部単純 X 線写真と KUB を混ぜた撮影法がトレンドのようです。

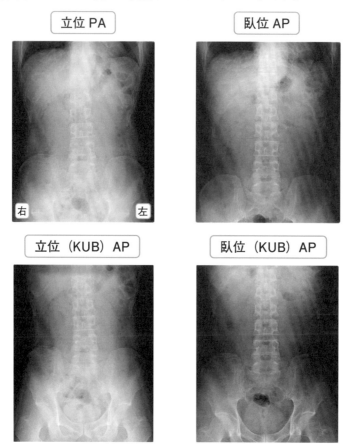

立位 PA　　臥位 AP

立位（KUB）AP　　臥位（KUB）AP

2 画像の見かた

単純 X 線撮影で分離できる濃度は「5つ」です ➡ p.4 。腹部では、肺のように広がる空気の濃度域はなく、基本的に「**軟部濃度**」と「**脂肪濃度**」との間で境界線を生じるほか、**腸管ガス、骨、皮膚が境界線**として見えます。

具体的には、軟部構造としては肝臓や脾臓の下縁、腎臓、腸腰筋、腹斜筋、膀胱が観察されます。ただし、体格や腸管ガスなどにより、正常でも必ずそれらの全景が見えるわけではありません。特に、脾臓は観察困難なことが多くあります。

腸管ガスは、胃泡が左横隔膜下に見えるほか、両側辺縁領域に縦走、上腹部を横断、骨盤部の比較的まとまったガスは大腸ガスであり、小腸ガスはほとんど見られません。

立位においては、胃泡は液面形成が見られるほか、大腸ガスは重力により、全体的に骨盤方向に偏位します。

立位 PA

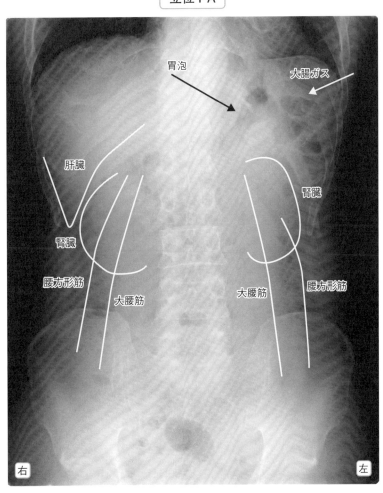

●腹部単純Ｘ線写真で主に確認できること

- ・軟部の境界線（消失すれば、その部位に病変の可能性がある）
- ・石灰化などＸ線陽性結石（胆石、膀胱結石など ➡ p.160 ）
- ・腸管ガスの状態（腸閉塞や宿便など ➡ p.140、147 ）
- ・腸管ガスの位置（腹水など ➡ p.140、149 ）

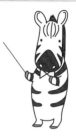

立位と臥位では腸管ガスの
見えかたも違います。

臥位（KUB）AP

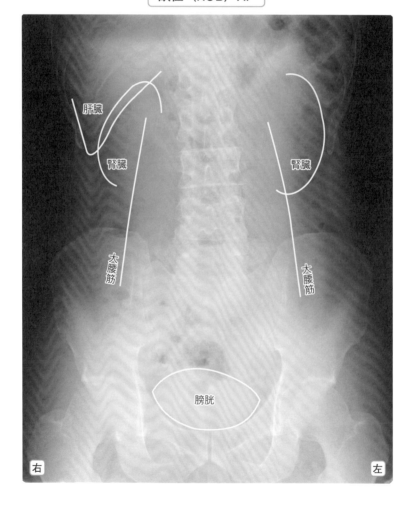

肝臓

腎臓

腎臓

大腰筋

大腰筋

膀胱

右

左

陰影の見かた
（心陰影拡大）

さて、シルエットサイン p.9 に関連して、**心陰影拡大**について解説します。

前述のとおり、単純X線写真では液体と軟部の区別ができず、どちらも「軟部濃度」です。すなわち、たとえば縦隔下部が拡大していたとしても、心臓そのものが大きいのか、心臓自体は大きくないが、心囊液貯留により大きく見えるのか、判断はできません。

そこで、単純X線写真では、「陰影」という単語を使用します。

ここでは、心囊液貯留症例、心拡大症例の2症例を提示します。

どちらも心臓の部分が大きく見えますが、どちらがどちらの症例かわかりますか？

胸部単純X線写真

症例1

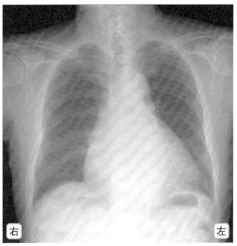

症例2

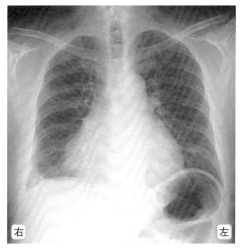

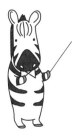

心臓が拡大しているのは
どちらでしょうか…？

CT画像を見ると一目瞭然、左の症例が心拡大、右の症例が心嚢液貯留例です。

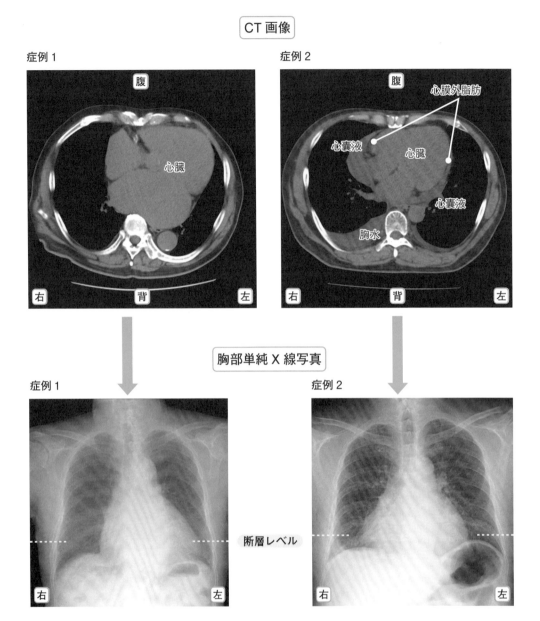

先ほどの胸部単純X線写真に戻ってみると、単純X線写真では液体と軟部の区別ができず、どちらも「軟部濃度」になります。そのために心臓そのものが大きいのか、心臓自体は大きくないが、心嚢液貯留により大きく見えるのか、判断はできないことが実感できますね。

　このような場合に、単純X線写真を見るときは「心陰影拡大」といい、"陰影"という名称を使用します。

　同様に、肺門は、脈管、病変としての腫瘍、リンパ節腫大で構成されますが、画像上は特定できないので、「肺門陰影」という名称を使用します。

基礎知識2のまとめ

- ●立位PA／APと臥位APの違いは、**鎖骨・肩甲骨・胃泡の液面形成・脇**
- ●正しい正面像は**両側鎖骨内側縁と棘突起**の位置関係を確認
- ●肺野は鎖骨、第2・4肋骨、横隔膜、肺は**右3葉／左2葉**、境界は**大葉間裂／小葉間裂**
- ●縦隔は**胸骨柄と胸骨体の間**と、**胸椎（Th）4／5の線**がポイント
- ●縦隔線は縦隔構造と肺が形成する**境界線**で、**臓側胸膜**の部位
- ●胸部単純X線写真は、撮影体位を確認のうえ、気管気管支の走行、縦隔を観察し、肺野は左右対称性に観察
- ●腹部単純X線写真は、軟部境界線、石灰化、腸管ガスを観察
- ●単純X線写真では、構造を特定できないので「陰影」を使用

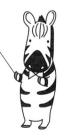

CT画像における影のできかた

1 影のできかた

CTにおける影のできかたは、**X線撮影の場合** p.2 と原理は同じです。X線管球からX線が照射され、人体を通過したX線を検出器で受け取り、そのX線管球と検出器の対のシステムが人体の周囲を少なくとも半回転することで体の断面の画像ができます。X線が人体を通過することで、どのくらい減ったかを検出器で検出し、CT値（HU）を計算します。

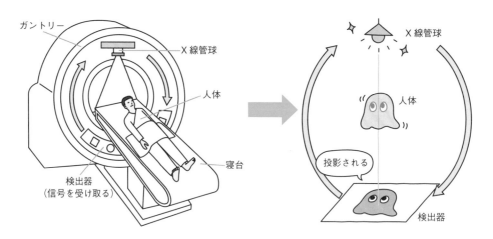

CTの画像は基本的に横断像（体軸に対して垂直な面＝水平断 p.58 ）を、足から頭の方向に見ています。

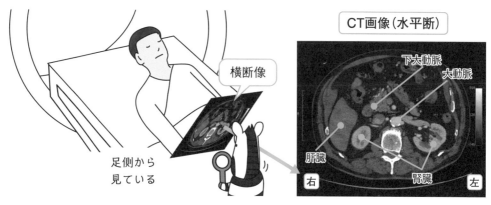

2 影（白黒）の濃淡

　CT画像では、**CT値（HU）**によって**軟部と水の区別**がつくほか、**出血も区別**がつきます。さらに造影剤を用いることによる区別もあります。

　CT値は空気が「-1,000HU」、水が「0HU」となり、X線写真と同様に**空気が黒く、石灰化は白く**写ります。

●CT画像で区別のつくもの

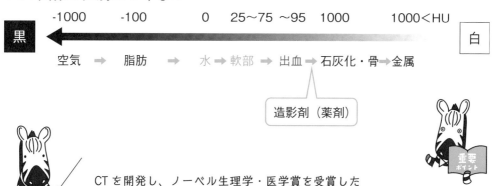

| | -1000 | -100 | 0 | 25〜75 | 〜95 | 1000 | 1000<HU |

黒　　空気　➡　脂肪　➡　水➡軟部➡出血➡石灰化・骨➡金属　　白

造影剤（薬剤）

CTを開発し、ノーベル生理学・医学賞を受賞した
Godfrey Hounsfield という英国の電子技術者を称え、
CTの単位は Hounsfield Unit(HU) となりました。

重要
ポイント

　CTでは、白、黒のことを「吸収」「濃度」と表現します。

✅ **画像上は白く見えるのは、CT値高く、「高吸収」「高濃度」という**
✅ **画像上は黒く見えるのは、CT値低く、「低吸収」「低濃度」という**

　なお、濃度の基準としては、CT値の変化しにくい骨格筋を基準として、**同じくらいの色の場合「等吸収」「等濃度」**と呼びます。

　ちなみにMRIでは、CT値ではなく信号強度を扱うので「信号」と表現します。画像上は白く見えるのは「高信号」、黒く見えるのは「低信号」、骨格筋と同じくらいの色の場合は「等信号」と呼びます。

影を操る Window 条件

　CT 値は「−1000HU」から「1000HU」まで、少なくとも「2000HU」あります。ところが、コンピュータ画像は真っ黒から真っ白まで「グレースケール」として 256 色しか表示できません。そこで、中央とする CT 値を Window Level（WL）、表示する幅を Window Width（WW）と決めて、その間を真っ黒から真っ白まで 256 色で表示することにしました。

●Window Level（WL）と Window Width（WW）

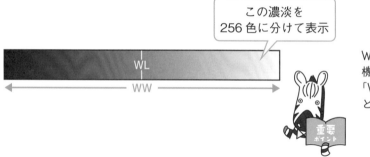

この濃淡を
256 色に分けて表示

WL
WW

Window Level は、
機器によっては
「Window Center（WC）」
と呼ばれます。

重要
ポイント

　臨床でよく使われる代表的な Window 条件を示します（環境や読影者の視力にも関係するため、あくまで参考値）。いろいろな Window 条件で観察することで、病変が見やすくわかりやすくなり、もっと画像をケアに活かしやすくなるでしょう。

1 頭部のWindow条件

　頭部では、白質と灰白質を見分ける必要があります。しかし、白質と灰白質のCT値の差は「10HU」しかないため、頭部のWindow条件は**Window幅（WW）が狭い**のが特徴です。

　画像のコントラスト（メリハリ）が強く、CT値として範囲内の「脳脊髄液（水）」「白質」「灰白質」「出血」「造影剤」（黒いほうから白いほうへ）と、範囲外の「骨」を分けて見ることができます。

　一方で、範囲外の「空気」と「脂肪」は区別がつきません。

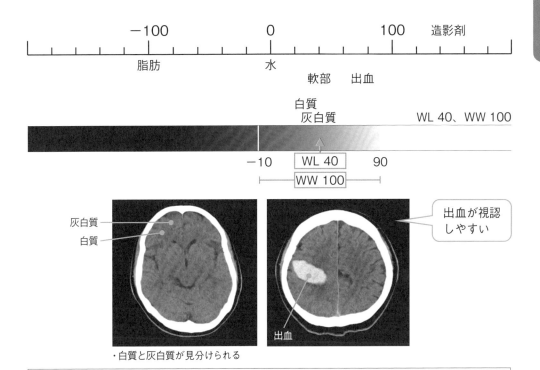

・白質と灰白質が見分けられる

使用する主な病変
・梗塞や浮腫性変化のほか、出血（血腫）の検索として使用する
・血胸や後腹膜出血など、胸部や腹部でも「出血」を確認するために用いる

2 肺野のWindow条件

　肺野のWindow条件では、肺内の病変を確認するために、気管支内の「空気」と肺実質と脈管の「軟部」を観察する必要があり、**Window幅がとても広いです**。

　これにより肺内病変の観察が可能となりますが、一方で、Window幅がとても広いため、脂肪・水・軟部はまったく区別できません。

　すなわち、縦隔や胸壁の状態、胸水の状態は、腹部のWindow条件で観察する必要があります。

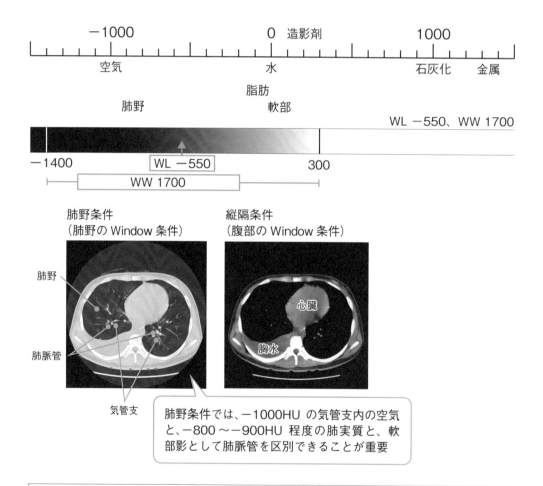

肺野条件では、−1000HUの気管支内の空気と、−800〜−900HU程度の肺実質と、軟部影として肺脈管を区別できることが重要

使用する主な病変
・肺病変のほか、空気の検索として使用する
・気脳症や消化管穿孔など、頭部や腹部でも「空気」の存在を確認するために用いる

胸部 CT は肺野条件・縦隔条件の2つの種類の画像があります。

✅ **肺野条件**は、肺野のWindow条件を用い、肺野を**観察する**

✅ **縦隔条件**は、腹部のWindow条件を用い、肺野以外を**観察する**

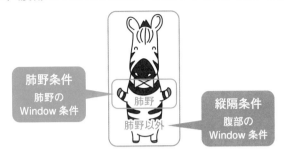

肺野条件
肺野の
Window 条件

肺野

肺野以外

縦隔条件
腹部の
Window 条件

3　腹部のWindow条件

　腹部の Window 条件は、下限が脂肪より低い CT 値とするのが望まれます。これにより、CT 値として範囲内の「脂肪」「水」「軟部」「出血」「造影剤」（黒いほうから白いほうへ）と、範囲外の「空気」「石灰化・金属」を分けて見ることができます。

　すなわち、空気、脂肪、液体、臓器、軟部濃度病変、脈管、リンパ節、（石灰化）結石、金属とさまざまなものを見分けることができ、"オールマイティ"な Window 条件です。

　腹部の Window 条件は腹部だけではなく、縦隔やその他の全身の部位を読影する際にも使います。

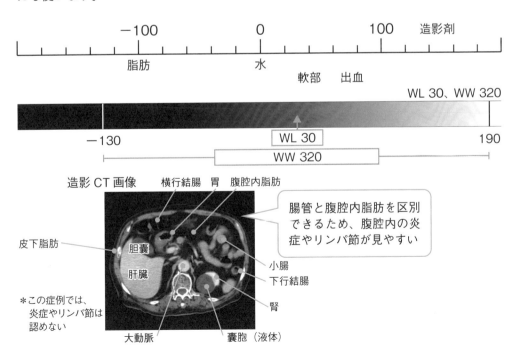

造影 CT 画像　　横行結腸　胃　腹腔内脂肪

皮下脂肪

胆囊

肝臓

腸管と腹腔内脂肪を区別
できるため、腹腔内の炎
症やリンパ節が見やすい

小腸
下行結腸
腎

＊この症例では、
　炎症やリンパ節は
　認めない

大動脈　　　　　囊胞（液体）

53

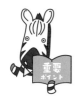

Window 条件は、ビューワーでの観察において、
マウス操作で自由に変更できます。
（ビューワーによっては、ショートカットの設定もある）

4 骨の Window 条件

　骨の Window 条件は、Window 幅がとても広く、**骨皮質の石灰化**と、**骨髄の軟部**、**金属**を見分けることができます。これにより、**線状骨折**の観察が可能となりますが、骨・金属以外の状態は把握できません。

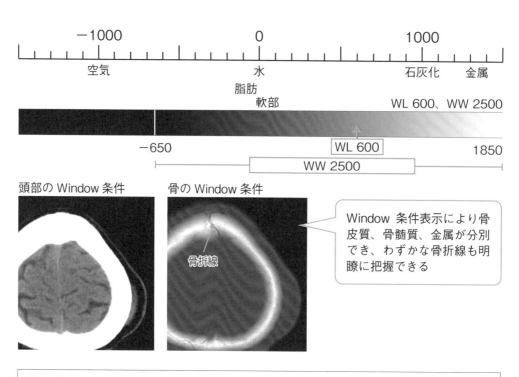

−1000	0	1000	
空気	水	石灰化	金属
	脂肪		
	軟部	WL 600、WW 2500	

−650　　　　WL 600　　　　1850
WW 2500

頭部の Window 条件　　骨の Window 条件

骨折線

Window 条件表示により骨皮質、骨髄質、金属が分別でき、わずかな骨折線も明瞭に把握できる

使用する主な病変
・骨折、骨腫瘍、金属異物

5 Window条件の使いかた

4つのWindow条件を示しましたが、いったいどのように使えばよいのでしょうか。

まず、基本としてのWindow条件は、以下のとおりです。

観察部位	部位に適したWindow条件
頭部	頭部のWindow条件
胸部	肺野(肺野条件)・腹部(縦隔条件)のWindow条件
腹部・骨盤部	腹部のWindow条件
骨	骨のWindow条件

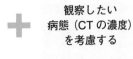

＋ 観察したい病態(CTの濃度)を考慮する

それぞれ、その撮影部位を観察するのに適した条件です。

一方で、病変を考慮すると、炎症・梗塞・出血・結石・穿通・骨折・腫瘍など、さまざまあります。これら病態をCT濃度と比較したのが下記の表です。

病態など	穿孔や気腫などの気泡	炎症や浮腫性変化を示唆する水	軟部	出血	造影効果、薬剤	結石、骨	金属などの異物
CT濃度	空気	水	軟部	出血	造影剤・薬剤	石灰化	金属

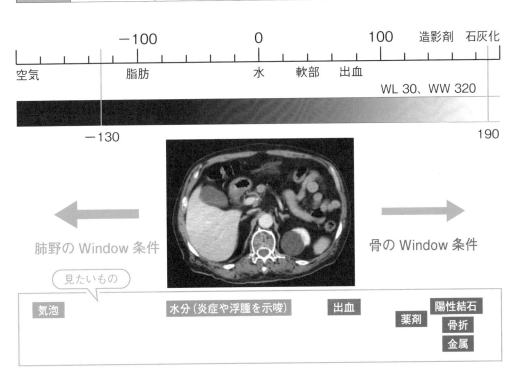

肺野のWindow条件　　　　　　　　　　　骨のWindow条件

見たいもの

気泡　　　水分(炎症や浮腫を示唆)　　出血　　薬剤　陽性結石　骨折　金属

腹部のWindow条件　　頭部のWindow条件

したがって、Window条件の活用法をまとめると、

- ✅ まずはすべてに使える腹部のWindow条件
- ✅ 出血をみたいときは、頭部のWindow条件およびCT値測定
- ✅ 骨折や金属をみたいときは、骨のWindow条件
- ✅ 穿孔や気腫など「空気」をみたいときは、「空気」が判別できる肺野などのWindow条件

で観察すれば、「異常所見」を発見しやすくなるでしょう。

なお、腹部のWindow条件では「脂肪」と「空気」と「水」を見分けることができるので、炎症や浮腫を観察できます。特に、脂肪組織のある部位に炎症や浮腫など「水」が含まれれば、CT値は上昇するので見分けやすいです。

代表的なWindow条件を提示しましたが、Window条件の値はあくまで参考値であり、画像を見る環境や読影者の視力などにより異なります。見たい物質、部位が最適な条件で観察できるようにWindow条件を操れると便利です。

病変の多くは軟部組織に集中しています。例えば、縦隔では脈管とリンパ節や腫瘍、腹部では臓器同士、臓器と管腔臓器、臓器と腫瘍が接していると、境界を含めた同定分離がWindow条件を駆使しても困難な場合があります。

このような場合、造影剤を使用することで効果的に分離・同定がしやすくなります。

基礎知識3のまとめ

- ●CTはX線を用いた断面の画像である
- ●CT値は水を「0」、空気を「−1000」として計算され、単位は「HU」
- ●頭部・肺野・腹部・骨の4つのWindow条件がある
- ●早く異常を見つけるためには、4つのWindow条件を適切に使用
- ●診断をより明確にするために造影剤を使用

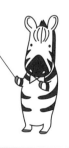

造影検査で使われる
「造影時相」と「造影態度」とは？

　造影検査を行う場合、上肢の静脈にラインを確保します。第1選択は右上肢ですが、検査の目的などにより異なります。ヨード造影剤を使用しますが、造影剤の使用の可否については適応の検討が必要です。

体内における造影剤の広がり

　造影剤は一定速度で注入するので、血管内をあるサイズの"造影剤の塊"が移動し、脈管の分枝とともに、臓器へ広がっていきます。その経過における一時点で撮影するのが造影検査ですが、撮影のタイミングを「造影時相」と呼びます。

　体内に注入された造影剤は、まず右心系（心臓）に戻ります。ここを起点に肺動脈→肺→肺静脈→左心系（心臓）→大動脈へ流れていきます。

- **肺動脈に造影剤がある時相＝肺動脈相**
- **大動脈に造影剤がある時相＝動脈早期相**

「動脈早期相」は、造影剤が主に大動脈にあり、脳動脈、腹腔動脈や腎動脈起始部に到達している時相で、いわゆる脳動脈3D-CTAや大動脈瘤・大動脈解離などの大動脈疾患、腎動脈狭窄の検索目的に使用します。

　ここまでの時相は、患者ごとの心機能の違いなどによる影響が強く、無駄なX線被曝（撮影したら適切な造影時相でなかった、など）が起こりうるので、大動脈などを低線量でモニタリングし、造影剤がたどり着いたことを確認して撮影する「ボーラス・トラッキング法」を用います。

　この後の時相として、上下腸間膜動脈・内外腸骨動脈が末梢まで造影される「動脈後期相」、門脈系・肝実質・肝静脈まで造影される「門脈相」があり、全身に造影剤が到達した「平衡相」、下肢静脈に造影剤が満たされた「下肢静脈相」、尿路系・膀胱まで造影剤が到達した「排泄相」があります。

　なお、歴史的に、臓器・検査目的を基準に名称が付けられ、混乱の原因となっています。

　動脈後期相（肝臓検索）・膵実質相（膵臓検索）・腎皮髄相（腎臓検索）はほぼ同じ時相です。また、門脈相（肝臓検索）・腎実質相（腎臓検索）もほぼ同じ時相です。

　全体としては、動脈相など、早いタイミングで撮影する時相を「造影早期相」、平衡相など、遅いタイミングで撮影する時相を「造影後期相」「遅延相」と総称します。

　その時相で、「どこが造影され・どこが造影されないのか」「時相をまたいで造影効果がどのように変化したのか」を「造影態度」とよびます。

胸部CT画像の見かた（肺葉の見きわめ）

　胸部単純X線写真は複合影であり、肺区域が前後左右に重なってしまうため、肺尖・上肺野・中肺野・下肺野という名称を用いました  p.34 。

　一方、CTは断層画像であり、体軸方向に連続した画像です。したがって、肺区域や肺葉が視認できます。これらは画像アトラスと見比べるとわかりますが、実際の画像とアトラスを見比べて同定するのは危険です。特に術後の場合など、区域が著しく異なる場合はアトラスに頼ることはできません。肺や肝臓などは区域の確認方法を覚えておくとよいでしょう。

　CT画像で肺葉を見きわめるポイントは以下に示した3つです。

●肺区域を見きわめるポイント

❶ 肺葉の境界である「葉間胸膜」の位置をみる　➡　上葉・中葉・下葉がわかる

❷「気管支」と「肺動脈」の位置をみる　➡　並んで走行している

❸「4つの部位」をみる　➡　主気管支の分岐の高さは両側上葉気管支の、前方に分枝する高さ（B3）と同じ

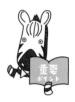

豆知識　CT画像の断層パターン

　CTやMRI画像には、スライスの方向によって主な断層パターンが3つあります。

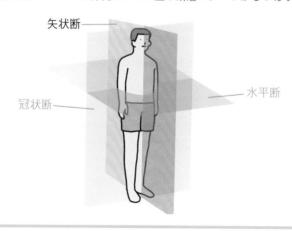

矢状断

冠状断

水平断

1 葉間胸膜の位置

　大葉間裂の前方が**上葉**または**中葉**（右肺の場合。左肺の場合は**上葉**）、後方が**下葉**です。

　小葉間裂は CT 画像の断面と同じ方向に走行していますが、目視は困難のため、末梢血管の途切れた、黒い肺野の領域を探します。気管分岐レベルよりもやや低い位置にあります。

右肺	・大葉間裂（ ）を境として、前方は上葉か中葉、後方は下葉に分かれる ・小葉間裂（—）は立位時に地面と平行であるため、胸部単純X線写真では直線として見えるが、CT 画像では画面と平行なので同定しづらい 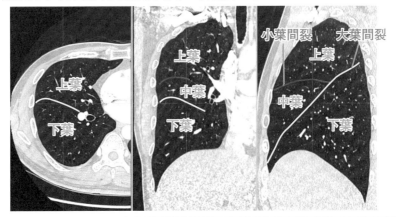
左肺	・大葉間裂（ ）を境として、前方は上葉、後方は下葉の２つに分かれる ・上葉は上区と舌区に分かれるが、そこに境界となる葉間胸膜は存在しない ・CT 水平断においても、大葉間裂を境として前方が上葉、後方は下葉である 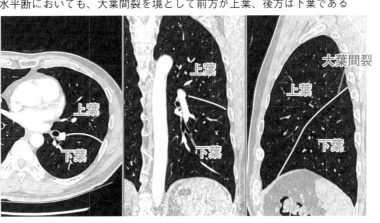

2 気管支と肺動脈の位置関係

気管支と肺動脈は並走しています。

左肺動脈本幹は、左主気管支（右よりも長い）を乗り越えます（下図➡）。

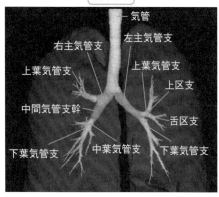

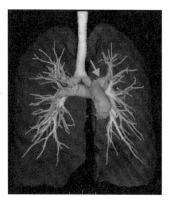

肺動脈を
重ねてみると…

右気管支において、右主気管支から上葉気管支が分枝したあと、中間気管支幹になります。中間気管支幹は前後に分かれ、前方が中葉気管支、後方が下葉気管支です。したがって、中間気管支幹は右上葉が終わったことを示します。

上葉と中葉の境界は小葉間裂です。すなわち、**中間気管支幹と小葉間裂はセット**であり、CT での観察でも大切なポイントです。

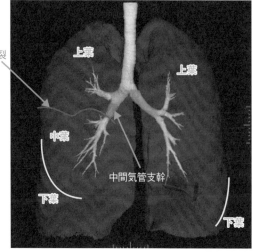

中間気管支幹の分岐＝
小葉間裂ですよね。

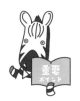

3 肺葉の見分けかた：右肺

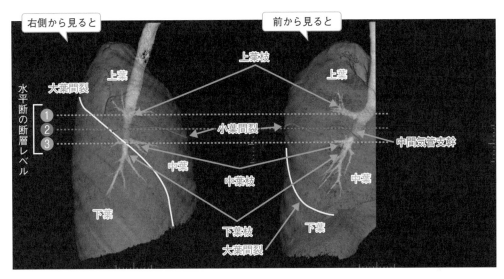

右側から見ると / 前から見ると

上葉枝 / 上葉 / 大葉間裂 / 水平断の断層レベル ① ② ③ / 小葉間裂 / 中間気管支幹 / 中葉 / 中葉枝 / 下葉 / 下葉枝 / 大葉間裂

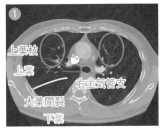

① 上葉枝 / 上葉 / 右主気管支 / 大葉間裂 / 下葉

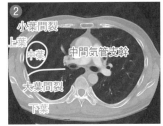

② 小葉間裂 / 上葉 / 中葉 / 中間気管支幹 / 大葉間裂 / 下葉

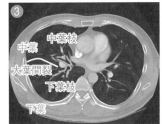

③ 中葉枝 / 中葉 / 大葉間裂 / 下葉枝 / 下葉

▶葉間裂を探す

　大葉間裂は肺尖にいくほど背側に、肺底にいくほど腹側にあります。上肺においては大葉間裂より腹側が上葉、背側が下葉、下肺においては大葉間裂より腹側が中葉、背側が下葉です。

　小葉間裂は画面と水平のため、はっきりしませんが、中間気管支幹のレベル（❷レベル）を探します。

▶気管支をたどる

　気管から右主気管支に分かれると、ほぼ1コマの画面で前方に"ウシの角"のように走行する気管支があります。これが上葉気管支および「B3」（気管支の3番目）の枝です。したがって、この領域は上葉です（❶レベル）。

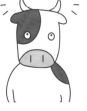

　右上葉気管支を分枝したあと、中間気管支幹になります（❷レベル）。中間気管支幹を進むと、中間気管支幹は前後に分かれ、

腹側が中葉気管支、背側が下葉気管支です（❸レベル）。大葉間裂はこの分岐部から外側に走行しており、大葉間裂の関係からも、腹側が中葉、背側が下葉であるとわかります。

4 肺葉の見分けかた：左肺

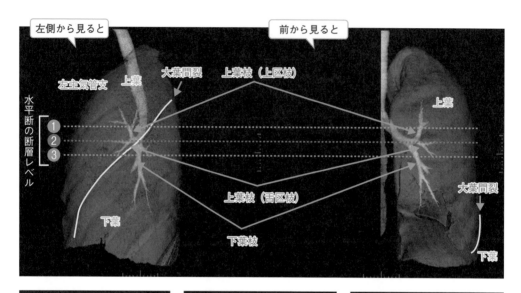

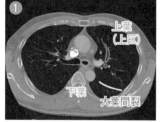
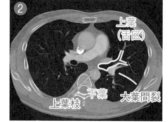
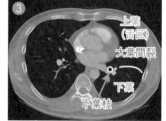

▶ 葉間裂を探す

　大葉間裂は肺尖にいくほど背側に、肺底にいくほど腹側にあります。 大葉間裂より腹側が上葉、背側が下葉です。

▶ 気管支をたどる

　気管から分岐する左主気管支は長く、左肺動脈の下を走行し（❶レベル）、腹側に枝分かれし、これが上葉気管支です（❷レベル）。上葉気管支は、肺尖方向に走行する上区支と、腹側に走行する舌区支に分かれます。

　一方、下葉気管支は、肺動脈の内側を下降します。 大葉間裂は上葉気管支と下葉気管支の分岐部から外側に走行しており、大葉間裂の関係からも、腹側が上葉、背側が下葉であるとわかります（❸レベル）。

見落と４しを防ぐ CT 画像の見かた

1 臓器を見る順番

CT では、分離可能な「8つの濃度」と Window 条件、各造影時相 ➡ p.57 の個々の造影効果を使って画像を見ます。

臓器の画像を見る際、決まった順番はありません。しかし、どの撮影部位でも、すべての臓器、脈管をくまなく確認することがとても重要です。そのために、それぞれの**撮影部位ごとに読影する順番を決めておく**とよいでしょう。自分で見る場所の順番を決めてしまえば「見落としが少ない」からです。

例えば、筆者がスクリーニングで見る順番は以下のとおりです。

●CT画像で臓器を見る順番（一例）

頭部	基底核領域・視床（中央部分）→大脳・脳室→中脳・脳幹・小脳→眼窩・副鼻腔・中耳領域→骨・皮下
胸部	肺野→縦隔→胸壁・皮下もしくは縦隔→肺野→胸壁・皮下
縦隔	心臓→大動脈・肺動脈→リンパ節→前縦隔（胸腺）→後縦隔（食道）→その他
腹部	肝臓・胆嚢・胆管・膵臓・脾臓→副腎・腎臓→骨盤内臓器→食道・胃・十二指腸→大腸・小腸（腸管はいずれも領域の脈管と同時に）→骨・骨格→皮下・皮膚

検査目的により、特定の臓器から観察していくことはあります。その場合は、特定の部位から周囲に広がって見ていきます。例えば、腹部の腸閉塞が疑われたときは小腸も観察し、その支配領域の腸間膜動静脈も観察します。

2 CT画像を見るときの流れ

▶ 画像を見る前にやること

❶一度、すべてのシリーズ画像を展開する

　✓ マウスをコロコロして（ページング）、それぞれのシリーズ画像を「流して」全部見る

　✓ 撮影部位・撮影範囲、単純・造影、二次元・三次元再構成画像か、ざっくり見る

❷検査全体として、どのようなシリーズ画像があるか詳細に確認

　✓ オーバーレイ情報（画面に記載の文字情報）を参考に、撮影条件（電流・電圧）/
　　スライス厚、（画像再構成関数）、Window条件を確認する

❸各シリーズ画像の造影時相 ➡ p.57 を推定する

　✓ 各臓器や各脈管などの造影態度 ➡ p.57 から造影時相を推測する

　✓ 造影剤の注入ルートや注入速度などの違いに注意する

▶ 画像を見るときに行うこと

❶単純CT画像で確認できるものを見きわめる

　✓ 4つのWindow条件 ➡ p.50 を駆使する

　✓軟部濃度など、はっきりしないものはさらに白黒はっきりするように、Window条
　　件を調節する（画像コントラストをつける）

（もしできれば）

❷造影CT画像（個々の時相）で、確認できるものを見きわめる

　✓普段と造影態度の異なる部位の見きわめ

❸単純CT画像と各時相の同じ部位の所見を見比べて、所見が正常と扱うか、異常と扱うか
　決める

❹複数の異常所見を、考えられる病態と照らし合わせる

基礎知識4のまとめ

●上葉・中葉・下葉を区別するのに、**葉間胸膜**と、**気管支の分岐**に注目
●画像の部位に限らず、CT画像は**見る構造の順番を自分で決めて、くまなく確認**

実践編

1 「頭部」の画像
2 「胸部」の画像
3 「腹部」の画像
4 「骨格」の画像

このパートでわかること

✓ どのような病態？
✓ 画像で見るべきポイントは？
✓ おさえたい治療・ケアは？

✓ もっと知りたい関連知識
✓ 症例から学ぶ

画像のキホンがわかったら、
次は実践へつなげていきたい。
全身の主な画像（病態・疾患別）の
異常がわかるチェックポイントをおさえて、
日ごろの観察やアセスメントに
活かせる知識を身につけよう♪

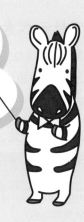

脳出血、くも膜下出血

1 脳出血

▶ どのような病態？

▶ 脳出血は、脳実質内の出血の総称であり、出血部位ごとに名称があります。

▶ 代表的な脳出血の部位は❶脳葉（皮質下）、❷被殻、❸視床、❹脳幹の４つです。

出血部位

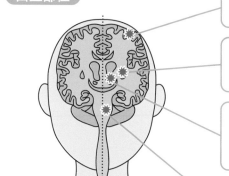

❶脳葉（皮質下）出血
・脳の表面に近い部位の出血

❷被殻出血
・基底核の１つである被殻の出血
・血腫が大きいと脳室内にも血腫が流入することもある

❸視床出血
・基底核の１つである視床の出血
・解剖学的に脳室に近いため、
　脳室内穿破やそれに伴う閉塞性水頭症を伴うこともある

❹脳幹出血
・脳幹部（中脳、橋、延髄）出血の総称
・橋が好発部位（橋出血）

▶ 画像で見るべきポイントは？

CTでは、急性期の出血はすべて高吸収（白く）に描出されます。

ちなみに、磁気共鳴撮影（magnetic resonance imaging：MRI）では、撮影方法や撮影時期により見え方が異なります。ヘモグロビンの鉄の酸化状態で信号強度が変わります。

●脳出血の画像の見えかた

＼プラス+α／

撮影時期	CT	MRI	
		T１強調画像	T２強調画像
超急性期の出血 （発症後24時間以内）	すべて高吸収	脳実質（白質）よりもわずかに低信号	わずかに高信号
急性期 （発症後１〜３日）		脳実質よりもわずかに低信号	明らかな低信号

脳葉（皮質下）出血（①）

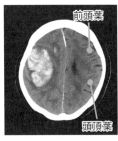

前頭葉
頭頂葉

断層レベルⓐ

被殻出血（②）

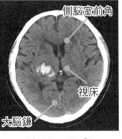

側脳室前角
被殻

断層レベルⓑ

視床出血（③）

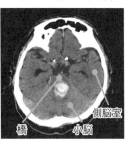

側脳室前角
視床
大脳鎌

断層レベルⓑ

脳幹出血（橋出血）（④）

側脳室
橋　　小脳

断層レベルⓒ

先輩ナースが書いた
☑『看護のトリセツ』
☑『看護の鉄則』の編者による

照林社の
超人気シリーズ

NEW!
究極の ポケット本

Notes for Nurses
先輩ナース
の
看護メモ

いつでも、どこでもパッと確認！　オールカラー

看護で 長年の臨床経験をもとに
✔「わからなくて困ること」
✔「自信がないこと」
✔「すぐ知りたいこと」
をギュッとまとめました。

著：久保健太郎
医学監修：宇城敦司
照林社

先輩ナースの看護メモ

著：久保健太郎
医学監修：宇城敦司
定価：1,980 円（本体 1,800 円＋税）
文庫判／ 240 頁
ISBN978-4-7965-2594-7

詳細はこちらから▶

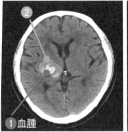

② ① 血腫

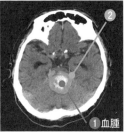

② ① 血腫

血は頭部の Window 条件で
察します。

重要
ポイント

ではすべて高吸収に（白く）描出されますが、
こなると低吸収化します。

像（3D-CTA）で出血源を精査することもあり

ますが、その際に血腫内に点状に造影される部分があれば、そこが活動性の出血源（今

現在も出血している部分、Spot sign と呼ばれる）となっている可能性があります。

2 くも膜下出血

▶ どのような病態？

▶ くも膜下出血は、**脳動脈瘤破裂**を主な原因とする頭蓋内出血です。

▶ 画像で見るべきポイントは？

　脳底槽に**左右対称性に広がるダビデ型（星形）の出血**が典型像ですが、破裂した脳動脈瘤の位置により出血の分布に偏りがあることもあります。

　くも膜下腔（くも膜と軟膜の間の空間）に出血があれば、ダビデ型のような典型像でなくとも、くも膜下出血の診断となります。

頭部単純 CT 画像　　　プラス+α　頭部血管撮影の三次元画像

水平断

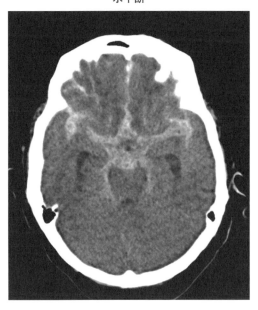

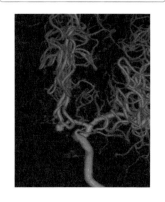

断層レベル

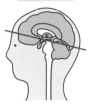

異常・特徴的な所見はここをチェック！

| 頭部単純 CT 画像 | プラス α | 頭部血管撮影の三次元画像 |

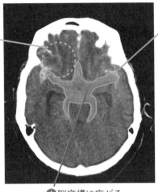

❷脳溝に沿った出血

❸ダビデ型の出血像

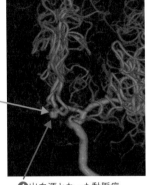

❺ブレブ

❶脳底槽に広がる出血

❹出血源となった動脈瘤（前交通動脈瘤）

● 単純 CT 画像では脳底槽に左右対称性に広がる出血❶を認め、一部で脳溝に沿った出血❷も伴っている。脳底槽部分の出血を見ると、形状としてはダビデ型（星型、❸）になっている。

● 出血原因を精査するために行った頭部血管撮影では前交通動脈に動脈瘤❹を認め、瘤の上にさらにひと回り小さい瘤（ブレブと表現され、この部分が破裂点となることが多い、❺）が乗っかるような形状を呈している。

・くも膜下出血と硬膜下血腫の鑑別は、「脳溝に高吸収が見えるか、否か」です。
・複数の動脈瘤がある症例では、破裂した動脈瘤を同定するには血腫の分布の仕方やブレブの有無が参考となります。

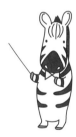

実践
1
頭部の画像

3 おさえたい治療・ケアは？

　出血をきたしている場合、血圧の上昇が血腫の増大や脳動脈瘤の場合は再破裂のリスクとなるため、**血圧コントロールが重要**になります。病態にもよりますが、1 つの目安として**収縮期血圧が 140mmHg を上回らないように管理**し（くも膜下出血の場合はより低い値を上限とすることもあります）、頭部は **30°程度ヘッドアップ**して頭蓋内の圧を下げるようにします。

　くも膜下出血を発症直後の場合は、**再破裂の予防**に最も注意する必要があります。痛み刺激などの**侵襲性のある処置は避け**、部屋の照明を落としたり、瞳孔所見の確認**などは必要最小限にとどめる**など、極力安静を保つように管理します。

血腫の増大などにより意識レベルが低下した場合は、気管挿管を含む**気道確保**を要することもあります。そのため、急変にいち早く気づけるようモニター管理をしっかりと行うとともに、あらかじめ**急変に備えておく**ことも大切です。

　また出血が誘因となって**けいれん**が起きることもあるため、ジアゼパムや抗てんかん薬をすぐに投与できるような体制を整えておくことも必要です。

　なお、くも膜下出血は**発症後約14日間脳血管がけいれんする（脳血管攣縮）リスク**があります。脳血管攣縮は軽度であれば無症状ですが、攣縮が高度になると脳虚血を起こすこともあるため、この血管攣縮期を乗り切るまでは in-out バランスを数時間ごとに評価するなど厳重な管理が必要です。

4 もっと知りたい AVM の画像

　くも膜下出血の原因としては脳動脈瘤破裂が一般的ですが、その他の原因として**脳動静脈奇形**（arteriovenous malformation：AVM）破裂による脳出血があります。

　正常な脳血管は動脈と静脈が毛細血管を介して連続しており、この毛細血管部分で圧が分散されることで動脈の高い圧が直接静脈にはかからないようになっていますが、AVM は動脈と静脈の間がナイダス（nidus）と呼ばれる脆弱な血管で結ばれているため、動脈の高い圧がこのナイダス部分や静脈系にかかることで出血をきたします。

　AVM による出血の場合、いわゆる脳動脈瘤による出血部位とは異なる場所であることが普通です。

プラス+α **MRI（単純 T2 強調画像）**

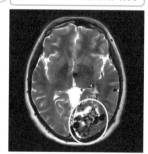

・集簇した異常血管＝ナイダスが黒い点状（Flow void と表現される）に描出されている

5 症例画像から学ぶ

▶**50 歳代女性。激しい頭痛を訴えたのち、意識レベルが低下したため救急搬送された。**

　頭部単純 CT 画像では脳底槽にびまん性のくも膜下出血を認め、3D-CTA では前交通動脈に最大径 5mm ほどの動脈瘤がありました。つづいて行った頭部血管撮影では、3D-CTA と同様、前交通動脈に最大径 5mm 程度の動脈瘤を認め、ブレブを伴っていたため、脳動脈瘤破裂によるくも膜下出血の診断となりました。

　治療は、**バルーンアシスト下コイル塞栓術**を行いました。

●検査・診断時の画像

頭部単純CT画像

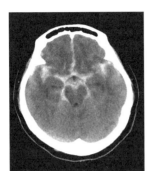

・脳底槽にびまん性のくも膜下出血を認める

プラス α 血管の三次元画像

全体像

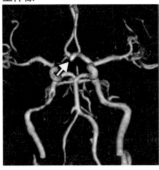

・前交通動脈に最大径5mm程の動脈瘤を認める（　）

局所像

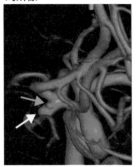

・前交通動脈に最大径5mmほどの動脈瘤を認め（　）、Blebを伴っている（→）

●治療時の画像

プラス α 頭部血管撮影（アンギオ）

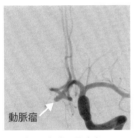

動脈瘤

・前交通動脈に最大径5mmほどの動脈瘤を認める

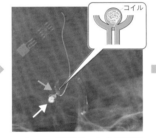

コイル

・バルーン拡張下に（→）動脈瘤内にコイルを充填している（⇨）

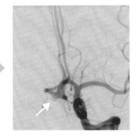

・動脈瘤内への血流は起始部を残し消失（　）

●脳動脈瘤治療で使用する人工物

・コイル以外にも治療に用いる人工物があり、各適応や特性をふまえ最適なものを選択する。

❶クリップ
・開頭術で使用
・動脈瘤を挟み込んで血流を遮断する

❷フローダイバーター
・血管内に留置するステント
・血流をうっ滞化させて瘤を血栓化

❸Woven endobridge（WEB）
・瘤内に留置する袋状の塞栓デバイス
・分岐部にある入り口の大きな瘤に使用

単純CT画像（骨条件）

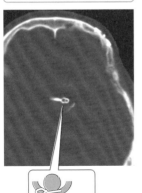

クリップ

頭部血管撮影（アンギオ）

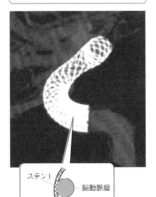

ステント　脳動脈瘤

頭部脳血管撮影（アンギオ）

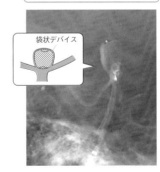

袋状デバイス

硬膜外・硬膜下血腫

1 急性硬膜外血腫

▶ どのような病態？

▶ 頭部外傷のなかで、頭蓋骨骨折を合併している症例でよくみられ、**硬膜の外側に血腫**があります。

▶ 出血の原因は、**頭蓋骨骨折に伴う中硬膜動脈の損傷**です。

▶ 正常構造では硬膜と頭蓋骨の間に隙間はありませんが、硬膜外に出血をきたすと、この出血により硬膜が脳実質側に押される状態となります。そのため、血腫は**凸レンズ状の形状**を示します。

▶ 一般に血腫は**外傷部位と同側（骨折がある側）**に生じます。

▶ 受傷直後は lucid interval と呼ばれる意識清明期があり、**1～2時間経過して急激に意識レベルが低下**する特徴があります。

▶ 急性硬膜外血腫単独のこともありますが、後述の急性硬膜下血腫や外傷性くも膜下出血など、**ほかの外傷性頭蓋内出血を合併**することもあります。

▶ 画像で見るべきポイントは？

頭部単純 CT 画像

骨条件

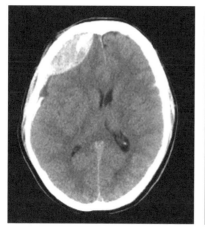
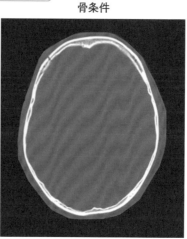
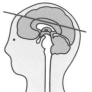

①単純 CT 画像
②骨条件
で見ることが
一般的

断層レベル

（すべて水平断、仰臥位）

異常・特徴的な所見は **ここをチェック！**

頭部単純CT画像

❷骨折線（前頭骨）

骨条件

❶凸レンズ型の
血腫（硬膜外血腫）

❸軽度圧排された
側脳室前角

❹少量の
急性硬膜下血腫

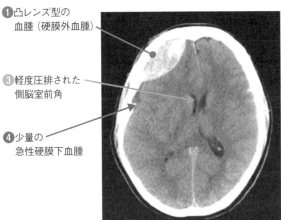
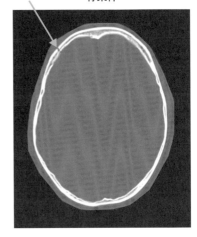

● 右前頭部に見える凸レンズ型の高吸収域❶が、急性硬膜外血腫の所見である。

● 骨条件では同側に線状骨折❷を認める。血腫により右前頭葉が圧排され、右側脳室前角も軽度圧排されている❸。また同側に少量の急性硬膜下血腫❹も認められる。

急性期の頭部外傷における画像検査は CT が第一選択です。

　理由としては、出血の診断は MRI よりも CT がすぐれること、また短時間で撮影が可能なことが挙げられます。CT では説明のつかない意識障害が遷延している場合は、MRI で評価する場合もありますが、MRI 中に装着可能なモニターは限られており、MRI 対応ではない電子機器（シリンジポンプなど）は持ち込めないため、撮影時にはバイタルサインが安定していること、あるいは少なくとも急変に対応できる状態であることが求められます。

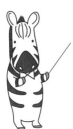

出血は頭部の Window 条件で
観察しましょう！

▶ おさえたい治療・ケアは？

　前述のように、急性硬膜外血腫では受傷後一定時間は意識が清明な時期があり、その後、血腫が増大すると急激に意識レベルが低下する経過をたどります。意識レベルが低下した場合は、原則、**手術適応**となります。

　受傷後数時間は意識レベルに変動がないか、注意深く観察することが必要です。

　また意識レベルが低下していない場合でも、血腫による脳実質の圧排により麻痺などの症状を呈した場合も手術適応となるため、全身麻酔に備えて**状態が安定するまでは飲食など**は控えるべきです。

2 　急性硬膜下血腫

▶ どのような病態？

▶ **主に頭部外傷を契機として、急性期に硬膜下に出血がある場合に急性硬膜下血腫と**診断されます。

▶ まれに硬膜動静脈瘻などの内因性の要因で生じることもあります。

▶ 出血の原因は、架橋静脈と呼ばれる**脳の表面と硬膜を結ぶ静脈の損傷**です。

▶ 外傷部位と同側に生じることもあれば（例：打撲部位は頭の右側、血腫も右側）、反対側に生じることや（例：打撲部位は右側、血腫は左側）、両側に生じることもあり（例：打撲部位は右側、血腫は両側）、**見逃さないように両側をみる**ことが大切です。

▶ 急性硬膜下血腫単独の場合もありますが、外傷性くも膜出血など他の頭蓋内出血を合併していることもあります。

▶ 頭部外傷から1か月程度経過して顕在化する硬膜下血腫は**慢性硬膜下血腫**と呼ばれ、急性硬膜下血腫とは異なる病態です。

画像で見るべきポイントは？

頭部単純CT画像

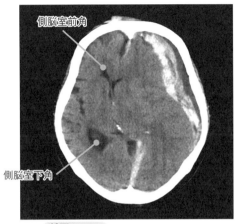

側脳室前角

側脳室下角

骨条件

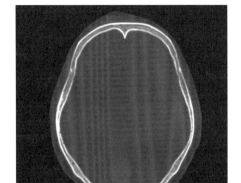

断層レベル

（すべて水平断、仰臥位）

頭部外傷なのに骨条件の画像がない場合は、通常の頭部の画像を骨の Window 条件で表示して骨を観察します。

異常・特徴的な所見は **ここをチェック！**

頭部単純CT画像

❶脳表に沿う三日月形の高吸収域
（急性硬膜下血腫）

打撲部分
（皮下血腫）

圧排された
左側脳室前角

右側脳室前角も
圧排されている

❷血腫に伴う圧排で
中心線が右に偏位

本来の中心線

❹大脳鎌部の急性硬膜下血腫

骨条件

❸打撲部分に骨折はない

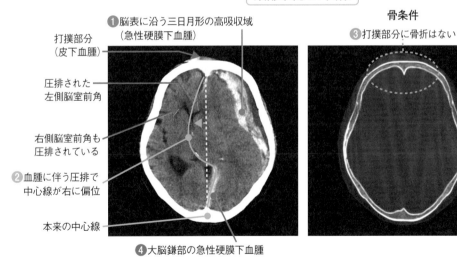

- CT 画像では、左前頭部から側頭部にかけて脳の表面と接するような白い三日月形の形状の高吸収域❶があり、急性硬膜下血腫の典型的な所見である。

- 血腫により左前頭葉〜側頭葉が圧排されている、左側脳室前角も圧排❷され右に偏位している。

- 打撲部分は前頭部だが、同部位に骨折はない❸。

- 大脳縦裂後半部にも少量の急性硬膜下血腫❹を認める。

▶ おさえたい治療・ケアは？

✓ 初回の画像検査時点で脳を強く圧排するほどの血腫がある場合は、その時点で緊急手術の適応になる。 画像チェック！

　上記のような場合はすでに高度の意識障害を呈していることが大半であるため、気管挿管などの処置が滞りなくできるよう、**必要な物品をあらかじめ用意しておくことが大切です。**

　また**高齢者や抗血栓薬（抗血小板薬、抗凝固薬）を服用している場合**では、初回の画像検査で血腫量が少量であっても、その後、短時間のうちに急速に血腫が増大することがあります。したがって上記のようなリスクを抱えた患者を担当する場合には、**急変する可能性があることを常に念頭に置きながら観察する**ことが重要です。

　また急変時に一人で対応することは困難ですので、**あらかじめ他のスタッフにも急変する可能性があることをアナウンス**しておくことで、実際に急変した場合でもスムーズに対応することが可能になります。

3 もっと知りたい頭部外傷の画像

　頭部外傷後に意識障害を呈する症例のなかには、急性硬膜下血腫や急性硬膜外血腫あるいは脳挫傷など、頭蓋内に明瞭な血腫がないのにもかかわらず意識障害を呈する場合があります。そのような場合は、**びまん性脳損傷**が原因となっている可能性があります。

　びまん性脳損傷は、頭部に回転加速度（頭が頸部を軸として揺さぶられるような状態）が加わった場合に生じます。

　CT画像としては**脳実質内に散在する微小な高吸収域**が典型的な所見で、MRIではT2* 強調画像で**脳実質内の黒い点（低信号域）**として認められます。

頭部単純CT画像

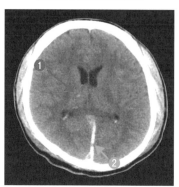

断層レベル

・少量の急性硬膜下血腫（**2**）は認めるが脳の圧排は軽度
・右視床に**1**点状の高吸収域（→）
・大脳鎌（硬膜下）に**2**少量の急性硬膜下血腫（→）

プラス+α **MRI**

単純T2* 強調画像

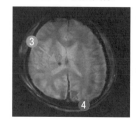

・CT画像の**3**高吸収域に一致して点状の低信号域（→）
・大脳鎌の急性硬膜下血腫も**4**低信号域として描出（→）

「びまん性軸索損傷」と呼ばれることもありますが、この呼称は正確には病理診断における表現であるため、臨床診断としては「びまん性脳損傷」と表記されます。

4 症例画像から学ぶ

▶ 40歳代、男性。自宅アパート外階段からの転落による頭部外傷で救急搬送。

▶ 来院時、血圧（BP）124/80mmHg、心拍数（HR）103bpm、GCS（E1V1M1）3、瞳孔径 / 対光反射は右 4.0mm/ 鈍麻、左 6.0mm/ 消失。

頭部 CT 画像で左急性硬膜下血腫を認め、脳実質が強く圧排された状態（脳ヘルニア）であったため、同日緊急で左減圧開頭術を行いました。

術後の CT 画像では、血腫が除去され中心線もほぼ正中に戻っています（自家骨は外した状態になっている）。

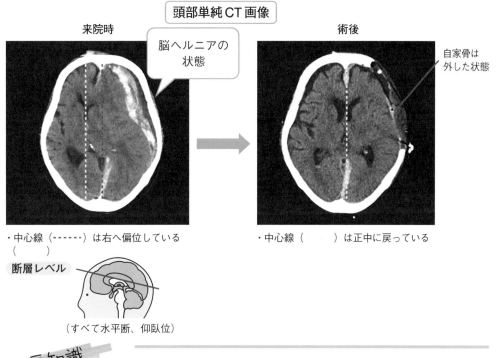

頭部単純CT画像

来院時 　　　　脳ヘルニアの状態　　　　術後

自家骨は外した状態

・中心線（-----）は右へ偏位している（ 　　 ）

・中心線（ 　　 ）は正中に戻っている

断層レベル

（すべて水平断、仰臥位）

豆知識　脳ヘルニアって、どんな病態？

脳ヘルニアとは、ごく簡単に説明すると脳の一部が本来あるべき位置から逸脱した（はみ出た）状態を指します。脳は硬い頭蓋骨によって閉ざされた空間に存在しているため、出血や腫瘍などの占拠性病変が生じると、それに押される状態となります。この押し出す力が一定量を超えると、脳が本来のあるべき位置からはみ出た状態、すなわち脳ヘルニアの状態に至ります。

脳ヘルニアは一般的に頭蓋内の圧力（頭蓋内圧）が上昇していることを示唆するため、薬剤や手術あるいは体温コントロールなどで圧を下げる必要があります。

脳萎縮

1 どのような病態？

▶ 脳細胞数の減少に伴い、脳実質の体積が減少した状態を反映した所見です。

▶ 脳実質体積が全体的に減少するため、**脳室、硬膜下腔、脳溝**が相対的に拡大して見えます。

▶ **認知症**や**低酸素脳症**など、脳全体に影響が及ぶ疾患でみられます。

2 画像で見るべきポイントは？

頭部単純 CT 画像

交通性水頭症（水平断）

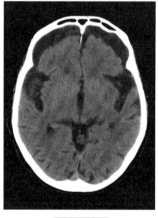 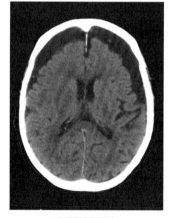 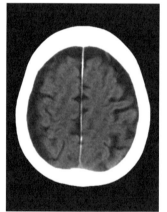

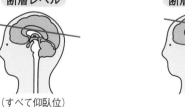 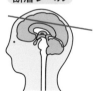 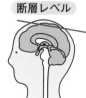

断層レベル　　断層レベル　　断層レベル

（すべて仰臥位）

異常・特徴的な所見は**ここをチェック！**

頭部単純 CT 画像

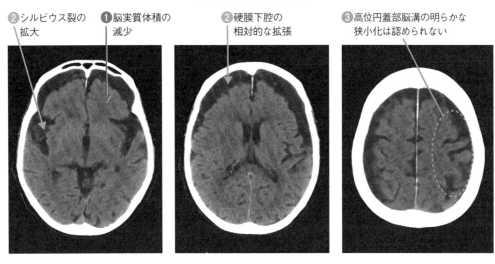

❷シルビウス裂の
拡大

❶脳実質体積の
減少

❷硬膜下腔の
相対的な拡張

❸高位円蓋部脳溝の明らかな
狭小化は認められない

● 脳実質全体が萎縮❶した結果、相対的に脳溝や硬膜下腔が拡張❷している

● 高位円蓋部脳溝の明らかな狭小化は認められない❸

正常圧水頭症 → p.86 では高位円蓋部や大脳半球間裂後半部脳に限局した脳溝の狭小化が特徴ですが、脳萎縮ではそのような特定の脳溝のみが狭小する所見は認められません❸。

3 おさえたい治療・ケアは？

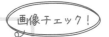

画像チェック！

✓ 画像検査で脳萎縮が認められる場合、
すでに認知機能が低下している可能性がある。

✓ 認知機能が低下している場合、入院などの環境の
変化をきっかけとしてせん妄症状を起こしやすい。

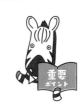

重要
ポイント

せん妄は予後不良因子の１つであり、できる限りせん妄を予防する、あるいは発症した場合でもできる限り短期間になるよう対処が必要です。例えば、臥床時間が長期化するとせん妄を誘発するリスクが高まるため、**安静度の許容範囲内で積極的に離床を進める**ことが大切です。

4 もっと知りたい脳萎縮の画像

　認知症患者の画像検査ではたいていの場合、脳萎縮が認められます。認知症の誘因となるものは複数ありますが、最も多い原因として**脳血管性認知症**と**アルツハイマー型認知症**が挙げられます。

　脳血管性認知症は、その名のとおり脳血管障害が原因となって起こる認知症であり、多くは複数回の脳梗塞により高次機能障害が生じる結果として認知症を呈します。画像所見としては、病態が示すように**脳の複数箇所に新旧さまざまな脳梗塞を生じる**ことが挙げられます。

　アルツハイマー型認知症は変性疾患の1つで神経細胞が脱落することで脳実質が全体的に萎縮しますが、特に**側頭葉内側の海馬領域の萎縮が顕著**であることが特徴です。

　この部分を評価する画像検査としては脳萎縮評価支援システム Voxel-based Specific Regional analysis system for Alzheimer's Disease（VSRAD®）、ブイエスラド®があります。

　これは MRI を用いて正常脳との比較により海馬領域の萎縮の程度を定量化する方法であり、正常から高度萎縮までの4段階に分類して評価されます。

5 症例画像から学ぶ

▶70 歳代、女性、認知機能の低下を主訴に来院。

▶長谷川式認知症スケール：30 点満点中の 17 点。

　画像検査では大脳全体の萎縮❶とともに側頭葉内側の萎縮❷が顕著で画像的特徴からアルツハイマー型認知症と考えられました。

❶大脳皮質の萎縮により
　相対的に脳溝が広くなっている

頭部単純 CT 画像

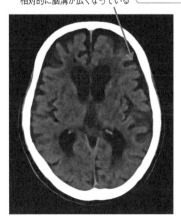
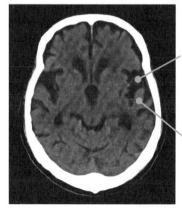

❷側頭葉の萎縮により、
　シルビウス裂の間隙が
　目立つ

側頭葉

脳梗塞

1 どのような病態？

▶ 脳梗塞は脳血管の閉塞または狭窄により、必要とされる血液が十分に供給されない状態を指します。

▶ 成因により❶心原性脳塞栓症、❷アテローム血栓性脳梗塞、❸ラクナ梗塞、❹その他の脳梗塞の４つに大別されます。

❶心原性脳塞栓症

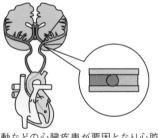

・心房細動などの心臓疾患が要因となり心腔内に形成された血栓が、血流に乗って脳血管を閉塞させることで起きる

❷アテローム血栓性脳梗塞

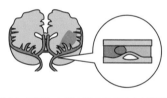

・動脈硬化に起因した脳血管の狭窄または閉塞により生じる
・発症までの間に他の部位から供血を受けたり、新たな血管が生じるような代償性の変化が生じることもある

❸ラクナ梗塞

穿通枝

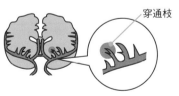

・脳深部の細血管が閉塞することで生じる
・基底核などの脳深部に長径 15mm 以内の脳梗塞がある場合に該当し、脳梗塞の原因としては最も多いタイプ

❹その他の脳梗塞

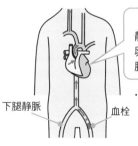

奇異性脳塞栓症は静脈でできた血栓が卵円孔開存を抜けて脳血管を塞栓させる

下腿静脈　　血栓

・①〜③のいずれにも該当しない場合（奇異性脳塞栓症、悪性腫瘍による血栓傾向など）

▶ 脳組織は、短時間でも血流が低下ないし途絶すると、不可逆的な変化が生じ始めます。発症後間もないケースでは、可能な限り短時間で血流を再開させることが最重要であり、治療までの時間的ロスを極力減らすよう迅速な対応が求められます。

② 画像で見るべきポイントは？

頭部単純CT画像（来院時）

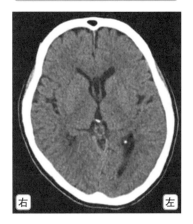

右 / 左

断層レベル

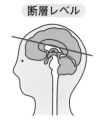

プラス+α 単純MRI（来院時）

拡散強調画像	ADC map	FLAIR

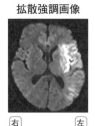 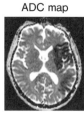 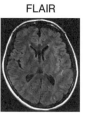

右 左

・脳梗塞の診断・治療には、MRIの撮影法を複数用いる

プラス+α MRA 　　プラス+α 頭部血管造影（アンギオ）

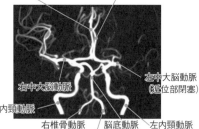

右前大脳動脈　左前大脳動脈
右中大脳動脈　左中大脳動脈（近位部閉塞）
右内頸動脈　左内頸動脈
右椎骨動脈　脳底動脈　左内頸動脈
左椎骨動脈

・MRAで閉塞した血管を同定する

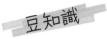

脳梗塞は、どうしていろいろな画像を撮るの？

脳梗塞を評価するMRIでは、1回の検査中に複数の方法で撮影を行っています。

拡散強調画像（diffusion-weighted image：DWI）は脳梗塞の領域を同定するのに有用な撮影方法で、脳梗塞部分が白く（高信号に）描出されますが、白く描出される病変は脳梗塞以外にもあります。脳梗塞か否かの判定にはADC mapを併用し、拡散強調画像で白く描出された部分がADC mapで黒く（低信号に）描出されていれば、急性期脳梗塞と判断できます。

また、拡散強調画像で白く描出された部分のなかには完全には脳梗塞に陥っていない領域（ペナンブラと呼ばれる）が含まれていることがあります。このペナンブラは、早期に血流が再開すれば機能が回復する部位に相当し、再灌流療法はこれを治療のターゲットとしています。このペナンブラがどの程度含まれているかを判断する材料として、FLAIRが活用されます。

拡散強調画像とFLAIRの両方で白く描出される部分はすでに完成しているため、再灌流療法による改善は期待できません（死滅した脳細胞に血液を送っても再生はしないため）。一方、拡散強調画像で白く描出される部分よりFLAIRで白く描出される範囲が小さい場合、FLAIRで白くなっていない部分はペナンブラを含む可能性があり、再灌流療法による改善が期待できます。このように脳梗塞範囲の同定や治療適応の判断にはMRIのさまざまな撮影法を駆使します。また磁気共鳴血管造影（magnetic resonance angiography：MRA）は脳血管のみを抽出した画像であり、閉塞した血管＝血行再建術のターゲット部位の同定に必須です。

異常・特徴的な所見は ここをチェック！

頭部単純CT画像

❶来院時

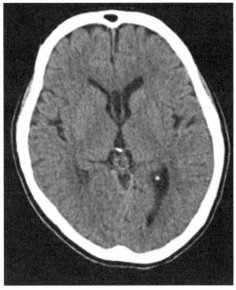

・明らかな梗塞巣は認められない
（頭部単純CT画像では、病変ははっきりしない）

プラス+α **MRI**

❷拡散強調画像

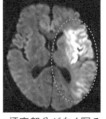

・梗塞部分が白く写る
＝高信号化（◌）

❸ADC map

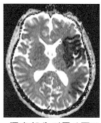

・梗塞部分が黒く写る
＝低信号化（◌）

❹FLAIR

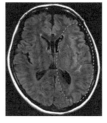

・FLAIRでは梗塞部分が対側と
比べ淡く高信号化（◌）

プラス+α❺ **MRA**

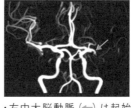

・左中大脳動脈（←）は起始
部で閉塞

プラス+α❻ **頭部血管造影**

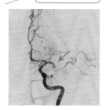

・左中大脳動脈（←）
は起始部で閉塞

実践
1
頭
部
の
画
像

● 来院時、頭部単純CT画像では明らかな梗塞巣は認められない❶が、拡散強調画像（DWI）では左前頭葉〜側頭葉、後頭葉に高信号域❷を認め、同領域はADC mapでは低信号化❸している。

● 拡散強調画像ほど明瞭ではないが、FLAIRでは同様の領域に高信号域❹が認められ、MRAでは左中大脳動脈が近位部で閉塞❺している。

● 頭部血管撮影でも、MRAと一致して左中大脳動脈はほぼ起始部から描出がない❻＝閉塞。

● 拡散強調画像では急性期の病変が、FLAIRでは慢性期もしくは慢性期に移行する完成された病変がわかる。

血栓除去後など、血管造影手技を行った後に、
造影剤が脳実質や腔内に残存していることがあります。
これが頭部CT画像では高吸収として見え、
新たな出血と間違う場合があり注意します。

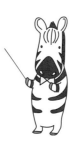

この画像は発症後2時間程度で来院した**心原性脳塞栓**の症例です。未治療の心房細動がありました。本症例では血栓回収を行い、その後、再開通が得られています。

治療前　　　　　　　　　　　　　　　治療後

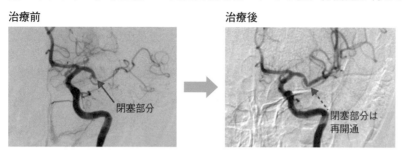

閉塞部分

閉塞部分は
再開通

　発症後、間もない脳梗塞をCTで診断することは難しくMRIに比べ感度は劣りますが、早期虚血性変化と呼ばれる所見からCTでも急性期の脳梗塞を発見できる場合があります。また閉塞している血管を同定するだけであれば、造影剤を用いた3D-CTAでも可能です。MRIに比べ脳実質の情報は限られますが、検査が短時間で済みます。

3　おさえたい治療・ケアは？

　超急性期の脳梗塞では、血栓溶解療法や 血管内治療（血栓回収など）が可能な場合があります。

　いずれも発症後できるだけ短時間で治療を行うことが求められるため、スムーズに治療を行うには**事前の準備が重要**です。例えば、血栓溶解療法を行う場合は体重で投与量が決まるため、**来院時に体重測定をしておく**ことが大切です。また病歴や内服薬によっては投与が禁忌となる場合もあるため、**家族などからの情報収集**も重要です。血栓回収を行う場合は、穿刺部位となる**両鼠径部を剃毛しておく**ことや、**点滴の投与ルートを延長しておく**（血栓回収を行うカテーテル室の寝台から点滴台までは距離があることが多い）ことでスムーズに治療まで進めることができます。

　閉塞を解除した部分が再閉塞したり、心原性などの場合はまったく別の部位に新たな脳梗塞を起こすこともあるため、治療した後も**継続して症状の変化を追う**ことも大切です。

　症状を定量的に評価する方法としてはNIHSS（national institutes of health stroke scale）があります。詳細は割愛しますが、11の評価項目で症状にスコアをつけ、無症状（正常）であれば0点、最高（最重症）で40点となり、症状が改善すれば徐々に点数は低くなります。

4 もっと知りたい機械的血栓回収療法

　超急性期の脳梗塞に対する外科的治療として、血管内治療（機械的血栓回収療法）
があります。これは血栓を経血管的に除去する方法であり、治療に用いるデバイスと
しては血栓を絡め取るステントレトリバーと、血栓に陰圧をかけて吸引する吸引カテー
テルの2つがあり、それぞれ単独または併用使用できます。またカテーテルの先端に
風船（バルーン）がついたバルーンカテーテルを併用し、これを閉塞部位よりも近位
部で拡張させて血流を遮断することで、遠位への塞栓を抑制しつつ血栓回収効率を高
める方法が一般的です。

　適応は一般的に血管径の大きい内頸動脈、中大脳動脈近位部、脳底動脈に限定され
ることが多いですが、治療が成功すれば直後から明らかな症状の改善が期待できます。

　機械的血栓回収療法は、発症からの時間経過と画像検査における虚血性変化の程度
で適応を判断します。p.82

5 症例画像から学ぶ

▶ 70歳代、男性。早朝に同僚と電話していたのが最終健常確認。

▶ その後、約2時間後に同僚が出勤したところ、意識障害を呈していたため救急搬送。

▶ 来院時GCS（E4V1M5）10、全失語、右不全麻痺、左共同偏視ありNIHSS 17点、
　心電図は心房細動（未治療）を呈していた。

　病院到着時点で**発症から約3時間経過**しており、時間短縮のため頭蓋内の評価は**単
純CT**と**3D-CTA**で行いました。CT画像では明らかな脳梗塞の所見（早期虚血性変化）
はありませんでしたが、3D-CTAでは**左中大動脈の描出がなく**、血栓回収の適応と判
断しました。機械的血栓回収を行い、その後発症約5時間後に再開通が得られました。

3D-CTA

来院時	治療前	治療後

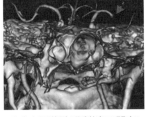 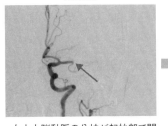 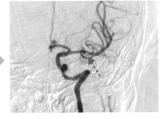

・左中大脳動脈が近位部で閉塞している（┈▶）　・左中大脳動脈の分枝が起始部で閉塞している（➡）　・血栓が除去され閉塞部位への血流が再開している（┈▶）

水頭症

1 どのような病態？

▶ 脳脊髄液（髄液）の循環や吸収の障害によって**髄液が過剰に貯留した状態**を指します。

▶ **交通性**と**非交通性**に大別されます。

❶非交通性水頭症	❷交通性水頭症
・脳室系のどこかに出血や腫瘍などの閉塞機転があり、髄液循環が阻害されることで生じる ・閉塞している部分よりも頭側の脳室のみが拡大し、閉塞部位よりも尾側では脳室の拡大はない	・閉塞機転はないが、髄液の吸収障害により徐々に脳室内に髄液が貯留することで脳室の拡大が生じる ・正常圧水頭症などが代表的疾患である

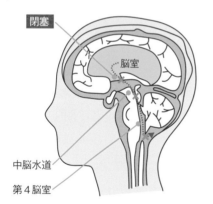

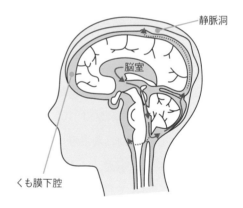

▶ 正常圧水頭症は、**特発性**（先行する疾患がない）と**続発性**（先行する疾患がある）に分けられます。

▶ **特発性正常圧水頭症**では、脳室全体の拡大とともに、頭頂部に近い側（高位円蓋部）や大脳半球間裂後半部の脳溝が限局的に狭小化した所見が認められます。

▶ 浮腫や変性を示唆する CT 画像では、脳室周囲白質の低吸収域（periventricular lucency：PVL）→p.88、MRI の T2 強調画像や FLAIR 画像では脳室周囲白質の高信号域（periventricular hyperintensity：PVH）→p.87が認められることもありますが、診断に必須の所見ではありません。

2 画像で見るべきポイントは？

突発性正常圧水頭症（水平断）　　　　　　　　　（冠状断）

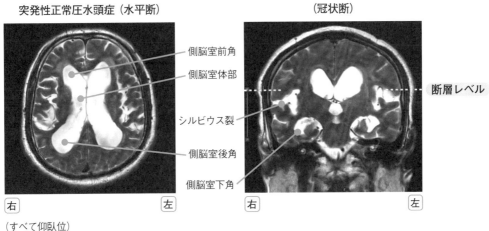

- 側脳室前角
- 側脳室体部
- シルビウス裂
- 側脳室後角
- 側脳室下角

断層レベル

右　　　　左　　　　右　　　　左

（すべて仰臥位）

異常・特徴的な所見は ここをチェック！

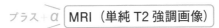
プラス+α MRI（単純 T2 強調画像）

（水平断）　　　　　　　　　　　　　　　　（冠状断）

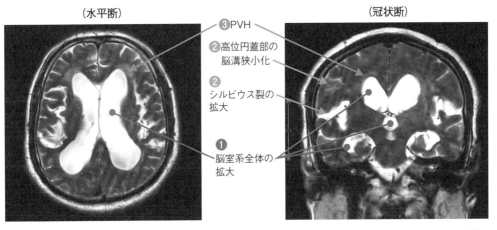

❸PVH

❷高位円蓋部の
脳溝狭小化

❷シルビウス裂の
拡大

❶脳室系全体の
拡大

- 脳室全体の拡張❶に加え、シルビウス裂（前頭葉と側頭葉を分ける間隙）の拡大に比べ高位円蓋部（頭頂側）や大脳半球間裂後半部の脳溝が相対的に狭小化❷している。

- T2 高信号域（PVH）❸が認められる。

●脳室周囲白質の低吸収域（PVL）

頭部単純 CT 画像

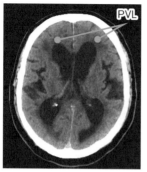

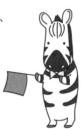

CT 画像や T2 強調画像のほか、FLAIR 画像でも PVH が認められることがあります。

・PVL：脳室周囲の低吸収（やや黒い）部分

　前述の脳萎縮 →p.78 でも、脳実質の体積減少に伴い、相対的に脳室が拡大して見えますが、脳萎縮の場合は高位円蓋部や大脳半球間裂後半部の脳溝が狭小化した所見は伴わないこと（＝通常よりも狭くなっている）が鑑別点となります。

3 おさえたい治療・ケアは？

　水頭症の原因となる疾患は複数ありますが、臨床でよく遭遇するのは**くも膜下出血に合併する続発性正常圧水頭症**で、正常圧水頭症の6割以上を占めます。

　「正常圧」とは頭蓋内の圧力が正常範囲内にある、という意味で、圧は 12cmH₂O 前後が多いとされます。

　☑ くも膜下出血後に画像上で脳室が徐々に拡大し、典型的な3徴（❶歩行障害、❷認知機能低下、❸尿失禁）の症状を伴うようになった場合は水頭症を疑う。　*画像チェック！*

　☑ 特発性正常圧水頭症の場合、上記の3症状を呈することは共通するが、経時的な脳室の拡大が認められないことが相違点となる。

　診断の際には臨床症状、画像検査のほか、タップテストと呼ばれる腰椎穿刺で髄液を約 30mL 排出させ、症状に改善がみられるかを評価する検査なども併用しながら総合的に判断します。

　水頭症と診断された場合は**シント術** →p.90 の適応となります。

4 もっと知りたい「水頭症」の画像

　正常圧水頭症の原因はくも膜下出血が最多ですが、その他の原因としては脳内出血、外傷、髄膜炎などがあります。また特に誘因となる疾患がなくても水頭症を呈する特発性正常圧水頭症もあります。

　髄液は1日に500mL程度産生されると同時に、同量が吸収されるため、脳室系の髄液量は一定に保たれています。しかし、水頭症を呈する場合は、吸収量の低下に伴い徐々に髄液が貯留すると考えられています。

　正常圧水頭症では**脳室拡大を伴うことが診断に必須の条件**ですが、その評価法としては Evan's index が知られており、一般には**0.3 を超えると脳室拡大**と評価されます。

●Evan's index

● 頭部 CT 画像の両側側脳室前角最大幅（**❶**）／同じ断面の頭蓋骨内板最大幅（**❷**）の比で算出される

頭部単純 CT 画像

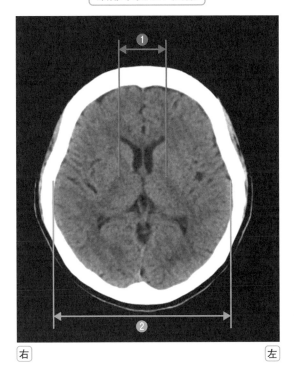

右　　　　左

Evan's index > 0.3 で
脳室拡大と評価します。

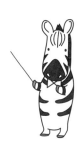

5 症例画像から学ぶ

▶ 脳動脈瘤破裂によるくも膜下出血に対し、クリッピング術後に続発性の正常圧水頭症を合併したため、脳室 - 腹腔シャント術（ventriculo-peritoneal shunt：V-P シャント）を実施。

▶ 脳室側の穿刺位置は、側脳室の前角または後角いずれかを選択するが、この症例では前角を穿刺している。

シャントシステムは複数種類がありますが、現在ではシャント圧を変えることができるタイプが主流であり、術後は症状や脳室サイズの変化をみながら最適な圧に調整します。

なお、シャントが留置されていても **MRI は撮影可能**ですが、MRI 時にかかる磁場の影響でシャント圧が変動することがあるため、**MRI 後は X 線写真**などでシャント圧を確認することが必須です。

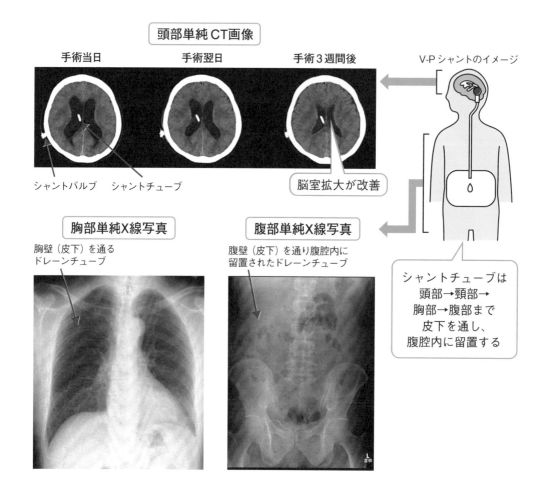

頭部単純 CT 画像

手術当日　　　　　手術翌日　　　　手術 3 週間後　　　　　V-P シャントのイメージ

シャントバルブ　シャントチューブ

脳室拡大が改善

胸部単純X線写真

胸壁（皮下）を通る
ドレーンチューブ

腹部単純X線写真

腹壁（皮下）を通り腹腔内に
留置されたドレーンチューブ

シャントチューブは
頭部→頸部→
胸部→腹部まで
皮下を通し、
腹腔内に留置する

脳腫瘍

▶ WHO 分類に基づくと**100 種類以上**あり、小児と成人では頻出する腫瘍も異なります（ここでは頻度の高い成人の脳腫瘍を取り上げる）。

▶ 脳腫瘍は、画像検査で候補を絞り込むことまでは可能ですが、**確定診断はできません**。

▶ 確定診断には、腫瘍組織を採取したうえでの**病理診断が必須**です。

▶ 近年では**遺伝子解析**も進み、脳腫瘍分類も遺伝子学的な特徴を基にしたものに変わりつつあります。

▶ 日本では、多い順に❶髄膜腫❷神経膠腫❸下垂体腺腫になりますが髄膜腫と下垂体腺腫の大半は**良性腫瘍**です。一方、神経膠腫のなかで最多なのは膠芽腫で**最も悪性度が高い腫瘍**の１つです。

▶ 膠芽腫以外の悪性腫瘍として臨床的によく目にするのは、悪性リンパ腫、転移性脳腫瘍の２つです。

▶ ここでは**髄膜腫**、**下垂体腺腫**、**膠芽腫**、**中枢神経原発悪性リンパ腫**、**転移性脳腫瘍**の５つを取り上げます。

●脳腫瘍の分類

脳実質内発生腫瘍	脳実質外発生腫瘍
・神経膠腫　など	・髄膜腫 ・下垂体腺腫　など

発生母地の違いにより、
左記の２つに大別されます。

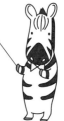

1 髄膜腫

▶ どのような病態？

　髄膜腫は、**くも膜表層細胞（脳実質外の細胞）が腫瘍化**したものです。脳細胞が腫瘍化したものではないため、**脳実質との境界は比較的明瞭**です（脳実質が腫瘍により押されるような状態になります）。

　付着部位（発生母地）を接頭語につけ、「円蓋部髄膜腫」「大脳鎌髄膜腫」などに分類されます。

腫瘍径が小さければ大半の場合は無症状であり、脳ドックなどで頭蓋内を検査した場合に、偶発的に発見されることもしばしばあります。症状は発生する部位により多様ですが、髄膜腫のなかで最多である円蓋部髄膜腫の場合は、けいれんや麻痺症状を契機として診断されることもあります。

　治療は症候性の場合は摘出術の適応となります（摘出が困難な場合は放射線治療も行われます）。

　また摘出時の出血を減らす目的で、（開頭）術前に腫瘍の栄養血管を塞栓（腫瘍塞栓）することもあります。

▶ 画像で見るべきポイントは？

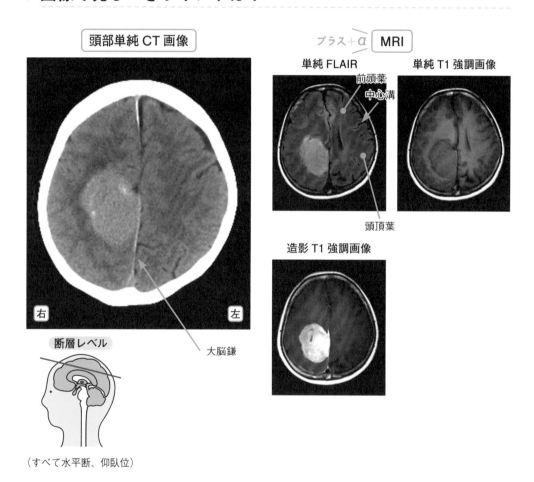

頭部単純 CT 画像

プラス+α MRI

単純 FLAIR
前頭葉
中心溝

単純 T1 強調画像

頭頂葉

造影 T1 強調画像

右　左

断層レベル

大脳鎌

（すべて水平断、仰臥位）

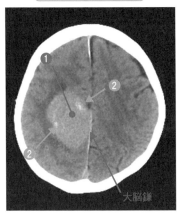

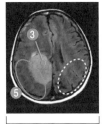

頭部単純CT画像	*プラス+α* MRI		
	FLAIR	単純T1強調画像	造影T1強調画像

・右頭頂葉が腫瘍（❸）で圧排された影響で対側（ ）に比べ脳溝が見えにくい（○）

・比較的均一な造影効果を示す腫瘍像（❸）。付着部の硬膜に dural tail sign 効果を認める（➡）

・大脳鎌から連続する境界明瞭な高吸収域（❶）。内部に一部石灰化がある（❷）

● 頭部 CT 画像では頭蓋内に脳実質と境界明瞭な高吸収域❶として腫瘍が描出されており、大脳鎌（硬膜）と連続している。内部には一部石灰化した部分❷も認める。

● MRI でも脳実質とは明瞭な境界❸が腫瘍として描出されており、造影 MRI では均一な造影効果❸を示している。付着部の硬膜には dural tail sign ❹と呼ばれる造影効果が認められる。脳溝が押し潰され、対側に比べ脳溝が見えにくくなっている❺。

　髄膜腫の典型的な画像所見としては、前述のように**脳実質との境界が明瞭**であること、辺縁が整（不整な形状をしていない）であること、また腫瘍内部の造影効果は比較的均一で付着部である硬膜が明瞭に造影される dural tail sign が挙げられます。

　一見すると脳内にあるように見えますが、実際は脳実質が脳の外側にある腫瘍により圧排され偏位している状態であり、その影響で脳溝が押し潰され、対側に比べ脳溝が見えにくくなっています。

2 下垂体腺腫

▶ どのような病態

　下垂体は、さまざまなホルモンを分泌する内分泌器官です。

　下垂体には5種類のホルモン分泌細胞があり、このいずれかが腫瘍化すると腺腫になります。

　腫瘍化した腺腫から過剰にホルモンが分泌される場合は「**機能性下垂体腺腫**」と呼ばれ、そのなかで最も多いものは**プロラクチンを過剰産生するタイプ**です。一方、腫瘍化したも

ののホルモン動態に変化が生じない（ホルモンを産生しない）場合は「**非機能性下垂体腺腫**」と呼ばれます。

　症状は過剰産生されるホルモンの種類によりさまざまで、代表的なものとしてはプロラクチンが過剰産生された場合の**乳汁分泌**や成長ホルモンが過剰産生された場合の**先端巨大症**などがあります。

　正常時、下垂体は頭蓋底部にあるトルコ鞍と呼ばれる空間に存在しますが、これが腫瘍化するとトルコ鞍を超えて進展し周囲組織を圧排します。代表的な症状としては真上にある視交叉を正中で圧排することで生じる**両耳側半盲**（視野の外側が欠ける）があります。

　治療はプロラクチンが過剰産生されるタイプでは**薬物療法**が第一選択となりますが、その他の機能性下垂体腺腫は**摘出術**が第一選択です。

　また非機能性下垂体腺腫の場合は、上記の半盲などのように周囲組織へ影響を与えている場合には摘出術の適応となります。

▶ 画像で見るべきポイントは？

頭部単純 CT 画像　　　　　　　プラス+α MRI

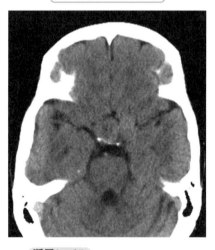

単純 T1 強調画像

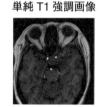

単純 T2 強調画像

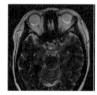

造影 T1 強調画像

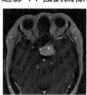

造影 T1 強調画像（矢状断）

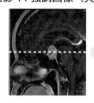

断層レベル

断層レベル

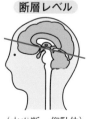

（水平断、仰臥位）

異常・特徴的な所見は **ここをチェック！**

頭部単純CT画像

プラス+α MRI

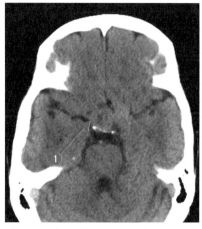

・鞍上部に境界が比較的明瞭な等吸収の腫瘍像（➡）

単純T1強調画像

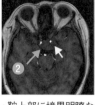

・鞍上部に境界明瞭な等信号の腫瘍像（➡）。腫瘍はトルコ鞍から進展して頭蓋底に広がり、左内頸動脈（　）を巻き込んでいる

単純T2強調画像

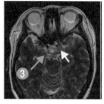

・腫瘍（➡）内部は高信号域と等信号域が混在している（　は左内頸動脈）

造影T1強調画像

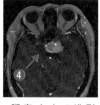

・腫瘍（➡）の造影効果は比較的均一

造影T1強調画像（矢状断）

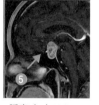

・腫瘍（➡）はトルコ鞍（◡）から進展し周囲組織を圧排している

● 頭部単純 CT 画像では鞍上部に境界が比較的明瞭な等吸収の腫瘍像❶を認める。

● MRI では T1 強調画像で鞍上部に境界明瞭な等信号の腫瘍像❷として描出されており、T2 強調画像では内部に高信号域と等信号域が混在❸している。造影効果は比較的均一❹で、矢状断ではトルコ鞍を超えて進展していることが見てとれ、左内頸動脈を巻き込むような状態❺になっている。

　周囲組織を圧排しており、この症例では視交叉が下方から圧排されたことで、両耳側半盲を呈していたため摘出術を行いました。

3 膠芽腫

▶ どのような病態？

　脳実質を構成する細胞は、神経細胞と神経膠細胞（glia 細胞）に大別されますが、このうち神経膠細胞が腫瘍化したものは**グリオーマ（glioma）**と呼ばれます。

　グリオーマのなかで最多なのが**膠芽腫**（glioblastoma：GBM）で、**最も悪性度の高い WHO Grade 4** に分類されます。

　WHO の Grade 分類は
　1〜4 の 4 段階で示され、
　数値が大きいほど悪性度が高いです。

　進行は早く、頭痛、けいれんなどの症状を契機として発見されます。

　治療は全摘出を目標とし、術後化学療法、放射線療法を追加することが標準となりますが、**再発は必発**で発症からの生命予後は 1 年半程度、5 年生存率は 10％程度とされます。

▶ 画像で見るべきポイントは？

頭部単純 CT 画像

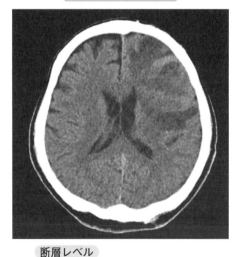

断層レベル

（すべて水平断、仰臥位）

プラス＋α MRI

FLAIR

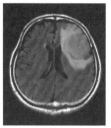

単純 T1 強調画像

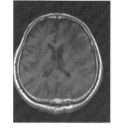

造影 T1 強調画像

異常・特徴的な所見は **ここをチェック！**

頭部単純CT画像

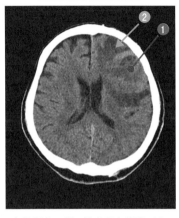

・左前頭葉に低〜等吸収な腫瘍があり（❶）、周囲に広範な浮腫を反映する低吸収域を伴う（➡）

プラス+α MRI

FLAIR

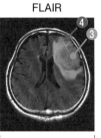

・左前頭葉に不均一な高信号域を示す腫瘍があり（❸）、周囲に広範な浮腫を反映する高信号域を伴う（➡）

単純T1強調画像 / 造影T1強調画像

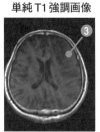

・左前頭葉に内部低信号を示す腫瘍があり（❸）、造影検査では不整形のリング状造影効果を伴う（➡）

- 広範な浮腫を伴い、左前頭葉に境界が比較的明瞭な類円形の軟部腫瘤あり❶、内部に液体を含む不均一な低吸収を伴う。周囲白質に浮腫性変化を示唆する低吸収域❷が広がる。

- MRIではT1強調画像では低〜等信号、FLAIRで左前頭葉に不均一な高信号域を示す腫瘍❸として描出されており、浮腫部分は一様な高吸収域❹となっている。

- MRIの造影T1強調画像では、不整形な腫瘍辺縁がリング状に造影（ring enhancement、❺）されており、造影される**厚さは不均一**である（腫瘍本体はこの造影された部分とその内部になる）。

なお、このリング状の造影効果を示す頭蓋内病変として代表的なものは、膠芽腫のほかに**脳膿瘍**と**転移性脳腫瘍**が挙げられます。また、腫瘍内に出血をきたすこともあります。

4 中枢神経原発悪性リンパ腫

▶ どのような病態？

病名が示すとおり、中枢神経系に原発する悪性リンパ腫を指しますが、本来、中枢神経系にはリンパ節は存在せず、その発生機序はいまだ不明です。特異的な症状はありませんが、頻度は少ないものの眼内浸潤による**ぶどう膜炎**を契機として診断に至ることがあります。

治療は他の腫瘍とは異なり、通常、全摘出をめざすことはありません。これは脳深部

に発生しやすいことと、全摘出しても生命予後の改善には寄与しないことが要因です。

確定診断のために生検は行いますが、その後は**化学療法と放射線療法を併用した治療**を行います。

なお、悪性リンパ腫に対しステロイドを投与すると、一過性（数か月程度）ですが腫瘍が急速に縮小することがあります。したがって診断前にステロイドを投与すると生検時に腫瘍が採取できなくなる恐れがあるため、原則**ステロイドの投与は生検後**に行います。

これらの治療を行っても、発症後の生存期間は中央値で1年〜1年半程度とされます。

▶ 画像で見るべきポイントは？

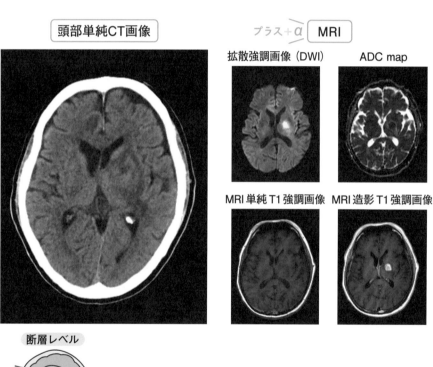

頭部単純CT画像

プラス+α MRI

拡散強調画像（DWI）　ADC map

MRI単純T1強調画像　MRI造影T1強調画像

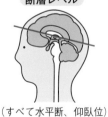

断層レベル

（すべて水平断、仰臥位）

異常・特徴的な所見は **ここをチェック！**

頭部単純CT画像

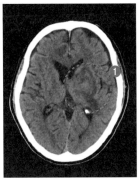

・左内包後脚を主として、視床から被殻に広がる比較的境界のはっきりした腫瘍像がある（⋮）

プラス+α **MRI**

拡散強調画像

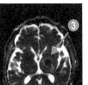

ADC map

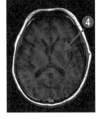

MRI 単純 T1 強調画像

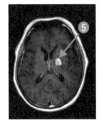

MRI 造影 T1 強調画像

・MRI、拡散強調画像（DWI）では異常信号（→）、ADC map では低信号（→）、単純 T1 強調画像では同部は「均一な」低信号（→）、造影 T1 強調画像では比較的均一な造影効果（→）を伴う。周囲の浮腫性変化は軽度

- 頭部単純 CT 画像、MRI ともに著明な造影効果を示し、腫瘍周囲には広範な浮腫が認められる。
- 頭部単純 CT 画像では、左被殻に等吸収な腫瘍像を認め、周囲に浮腫を伴っている❶。
- MRI では、左被殻に拡散強調画像（DWI）で高信号を呈する腫瘍❷として描出され、ADC map では低信号❸となっている。
- 単純 T1 強調画像では低信号域❹として、造影 T1 強調画像では比較的均一な造影効果を示す腫瘍❺として描出されている。

プラス+α **MRI**

造影 T1 強調画像（冠状断）

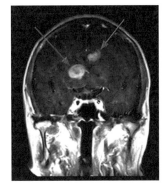

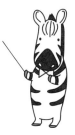

例えば左の症例のように
複数の腫瘍（→）が
認められる場合もあります。
（脳転移や膿腫でも起こりうる）

5 転移性脳腫瘍

▶ どのような病態？

中枢神経系以外の部位で発生した悪性腫瘍が、主として**血行性に脳実質に転移し腫瘍化したもの**が転移性脳腫瘍です。したがって、組織像も原発巣の特徴を類似した所見を呈します。原発巣としては肺がん、乳がん、大腸がんの順で多いとされ、**80％程度が大脳半球**に、15％程度が小脳半球に転移します。また単発よりも**多発例のほうが多い**とされます。

特異的な症状はなく、局在やサイズにより、さまざまな症状を呈します。

脳転移とはすなわち遠隔転移を意味するため、がんの進行度としてはステージ４に相当します。

治療は患者の自立度、腫瘍径、腫瘍数、腫瘍組織などを総合的に勘案して決めますが、１つの目安として患者がある程度自立しており、かつ腫瘍が単発で長径が３cm以上であれば摘出術の適応があります。外科的摘出以外の方法としては放射線治療があり、脳全体に照射する全脳照射と腫瘍にターゲットを絞って照射する定位放射線治療（ガンマーナイフなど）に分けられます。

▶ 画像で見るべきポイントは？

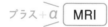
プラス+α　MRI

| 単純 T2 強調画像 | 単純 T1 強調画像 | 造影 T1 強調画像 |

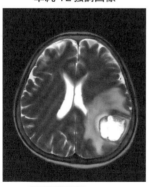
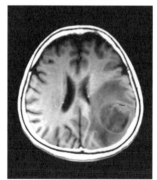
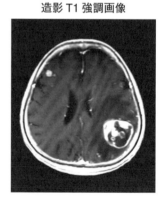

断層レベル

（すべて水平断、仰臥位）

異常・特徴的な所見は**ここをチェック！**

プラス+α MRI

単純T2強調画像	単純T1強調画像	造影T1強調画像
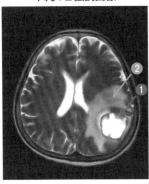	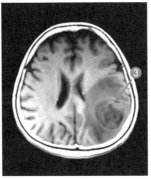	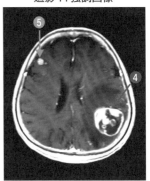

・左頭頂葉皮質下に著明な高信号を示す腫瘍（➡）がある。周囲に浮腫を伴っている（➡）

・左頭頂葉の皮質下に等〜低信号を示す腫瘍（➡）がある。造影 T1 強調画像では辺縁が造影され、内部が造影されない ring enhancement（➡）を示している。また造影 T1 強調画像では右前頭葉にも小型の腫瘍を認め（➡）、多発転移していることがわかる

● 左頭頂葉皮質下にリング状の腫瘤あり❶、辺縁は単純 T2 強調画像で等〜低信号❷、単純 T1 強調画像で等〜低信号❸、内部は強い T2 高信号を示す❹。

● 辺縁を主として不整な強い造影効果を伴う。

● 周囲白質は広範囲に T2 高信号❷、T1 低信号域❹が広がっており、浮腫性変化を示す。

● 右前頭葉皮質下にも T1・T2 強調画像でははっきりしないが、強い円形造影結節❺がある。

実践 1 頭部 の画像

　ここでは、乳がんの転移性脳腫瘍症例を提示しています。

　腫瘍内で出血をきたすこともあり、その場合は **CT 画像で高吸収域**として、また **MRI では T1 強調画像、T2 強調画像ともに高信号と低信号が混在**するような所見を呈します。

　前述のように転移部位としては大脳が多く、次いで小脳半球となりますが、硬膜やまれに下垂体に転移することもあります。

転移性脳腫瘍など血行性（血液の流れに乗って移る）の病変は、末梢血管部にひっかかり、臓器の末梢に分布します。
大脳の場合は、皮質と髄質の境界部である皮質下に多く、打ち上げ花火のように四方八方に広がり「類円形（丸のような形）」となります。

6 おさえたい治療・ケアは？

　脳腫瘍は、種類により症状もさまざまであり、また同一の腫瘍であっても発生部位により異なる症状を呈します。したがって、腫瘍の種類や位置により起こりうる症状をあらかじめ把握しておくことが大切です。

　また先に示したように、腫瘍によっては診断された段階での生命予後が１年程度のものもあります。画像所見から悪性度の高い腫瘍が疑われる場合、患者本人にもいずれかのタイミングで告知する必要はありますが、どのような伝えかたが最善かは患者ごとに異なります。同じ内容を伝えるにしても、伝えかた次第で患者が受ける印象はまったく異なる場合もあります。特に入院患者など経時的な評価が可能な場合は、人柄や家族関係なども考慮に入れながら、**どのような伝達方法が最適なのか、より患者に近い存在である看護師の立場から医師にアドバイスする**ことも役立つでしょう。

☑ **画像で得られる情報から腫瘍の種類・位置により起こりうる症状を把握しておく。**　画像チェック！

☑ **画像所見から悪性度の高い腫瘍が疑われる場合、個々の患者に最適な伝えかたを考える。**

7 もっと知りたい「PET」

　腫瘍の画像検査としては CT、MRI が一般的ですが、その他の検査としては陽電子放出断層撮影（positron emission tomography：PET）があります。

　目的は **CT や MRI だけでは判別困難な、悪性度の評価や腫瘍の特性を把握**することにあり、原理としては腫瘍に取り込まれやすい放射線同位元素を体内に投与し、腫瘍に特異的な代謝過程を追跡することでその性状を読み取るというものです。

　また**髄膜腫で術前塞栓を行う場合は、事前に頭部血管撮影を行う**こともあります。頭部血管撮影で腫瘍の栄養血管が安全に塞栓できるものであれば（＝腫瘍の栄養血管が脳実質や脳神経も栄養するものでなければ）、摘出術前に血管内治療で塞栓術を行うことで術中の出血量を減らすことが期待できます。

8 症例画像から学ぶ

▶ 円蓋部髄膜腫の一例。

▶ 造影 MRI では、円蓋部硬膜付着部をあらかじめ腫瘍が一様な造影効果を示している。

頭部血管撮影では、主に左中硬膜動脈が栄養血管となって腫瘍が濃染されています。この症例では NBCA（n-butyl-2-cyanoacrylate）という液体塞栓物質を栄養血管から腫瘍に向けて注入することで血流を遮断しました。

この塞栓物質は血液（正確には電解質）と触れることで固まる性質があり、この性質を利用して**腫瘍塞栓**を行っています。

塞栓後は腫瘍の濃染像が消失しています。

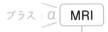

プラス α MRI	プラス α 頭部血管撮影

造影 T1 強調画像

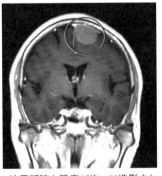

・境界明瞭な腫瘍が均一に造影される（◯）

塞栓前

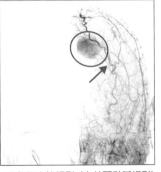

・頭部脳血管撮影（左外頸動脈撮影）で濃染像認める（◯）。主な栄養血管は左中硬膜動脈（➡）である

塞栓後

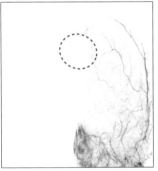

・塞栓後、濃染像は消失（⬚）

参考文献

1．太田富雄原著，松谷雅生，野崎和彦編：脳神経外科学 第 13 版．金芳堂，京都，2021．
2．日本脳腫瘍学会編，日本脳神経外科学会監修：脳腫瘍診療ガイドライン 2019 年版 第 2 版．金原出版，東京，2019．
3．髙橋昭喜編著：脳 MRI 3，血管障害・腫瘍・感染症・他．学研メディカル秀潤社，東京，2010．

実践
1
頭部の画像

気胸・皮下気腫

1 どのような病態?

▶ 気胸

▶ 肺から漏れ出た空気が胸膜腔にたまり、肺が虚脱した状態のことです。

▶ 肺胞腔が融合したブラ・ブレブが破裂して生じる自然気胸と、外傷によって生じる外傷性気胸があります。

▶ 自覚症状としては、胸痛、呼吸困難などです。

▶ 治療は、胸腔ドレーンを挿入し、胸膜腔にたまった空気を体外に排出します。胸腔ドレーン挿入にて改善を認めない場合は、胸膜癒着術や開胸手術が必要となる場合もあります。

● 自然気胸のメカニズム

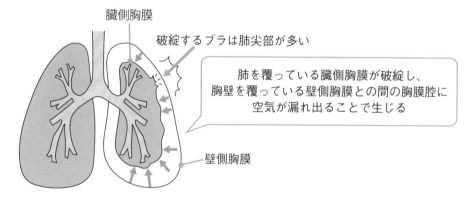

臓側胸膜

破綻するブラは肺尖部が多い

肺を覆っている臓側胸膜が破綻し、胸壁を覆っている壁側胸膜との間の胸膜腔に空気が漏れ出ることで生じる

壁側胸膜

▶ 皮下気腫

▶ 皮下組織内に空気が漏れ出た状態のことです。

▶ 原因として、食道損傷、気管・気管支損傷、気胸、肋骨骨折、ガス産生菌による感染症、特発性などがあります。

▶ 上記の原因検索のため、皮下気腫が生じた場合は X 線撮影や CT 検査を行います。

▶ 特異的な自覚症状はありませんが、触診にて**新雪を踏むような感覚 (握雪感)** があります。

2 画像で見るべきポイントは？

胸部単純X線写真

気胸（臥位AP）　　　　　　　　　　皮下気腫（臥位AP）

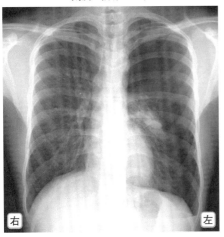 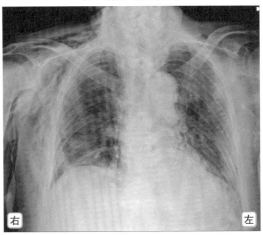

右　　左　　　　　　　　　　右　　左

異常・特徴的な所見は ここをチェック！

気胸（臥位AP）　　　　　　　　　　皮下気腫（臥位AP）

❹気管切開
　チューブ

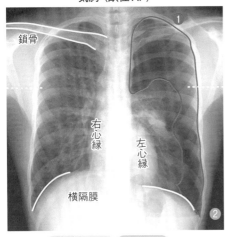

鎖骨
右心縁
左心縁
横隔膜

断層レベル ▶p.106

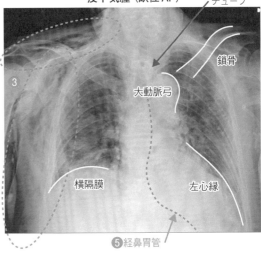

鎖骨
大動脈弓
横隔膜
左心縁
❺経鼻胃管

- 肺血管陰影が追えず（肺紋理の消失）、透過性が亢進している部位❶が気胸腔です。

- 臥位では空気が腹側にたまるため、X線にて軽微な気胸はわかりにくいことがあります。そのため、❷肋骨横隔膜角が深く見える、Deep sulcus sign（◌、❷）に注意しましょう。

- 正常ならば、皮下の軟部組織は白く映るはずですが、皮下に空気があるために、黒くまだらに写っている部分（◌、❸）が頸部や胸部の皮下気腫です。

- そのほか、気管切開チューブ❹と経鼻胃管❺が挿入されています。

胸部単純 CT 画像

肺野条件（水平断）

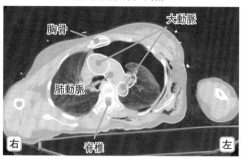

胸骨
大動脈
肺動脈
右
脊椎
左

骨条件（水平断）

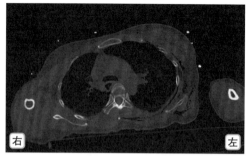

右
左

異常・特徴的な所見はここをチェック！

肺野条件（水平断）

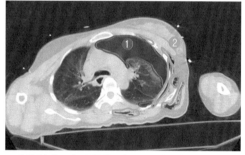

骨条件（水平断）

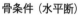
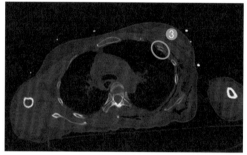

● 左胸腔内に気胸腔❶を認め、肺が虚脱しているのがわかる。

● 左側胸部から背部にかけて、皮下気腫❷を認める。

● 同部位の骨条件では、肋骨骨折❸を認める。

空気の存在を確認したい場合は肺野の Window 条件、
骨折など骨の状態を確認したい場合は骨の Window 条件で表示して観察します。

3　おさえたい治療・ケアは？

　聴診にて患側の呼吸音の低下、打診にて患側の鼓音を認めます。外傷性気胸の場合は、皮下気腫を伴うことがあり、**触診にて握雪感**を認めます。

　皮下気腫が増大すると、空気が漏れる原因が悪化している可能性が示唆されます。そのため、**定期的に観察する**ことが大切です。

画像チェック！

✓ 皮下気腫が増大していないか、
　　皮下気腫の範囲をマーキングして観察する。

重要
ポイント

4 もっと知りたい「気胸」の画像

緊張性気胸

気胸腔が縦隔を圧排し、心拍出量が低下することによって閉塞性ショックをきたす緊張性気胸は、**一刻を争う病態**です。そのため、X線写真を撮る余裕さえもありません。身体所見から疑い、**すみやかに脱気のための治療（胸腔穿刺、胸腔ドレーン挿入）を行います。

緊張性気胸の身体所見は、**患側呼吸音の減弱、打診での鼓音、頸静脈怒張**などです。

外傷性気胸

外傷による気胸のことです。肋骨骨折や血胸、肺挫傷を伴っていることがあります。

呼吸状態の異常をきたしている場合は、**すみやかに胸腔ドレーン挿入などの処置が必要**となります。

●外傷性気胸・肺挫傷・多発肋骨骨折の症例

胸部単純X線写真

（臥位）

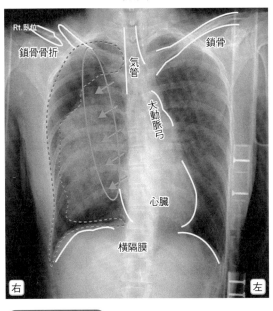

一刻を争うため、
胸腔ドレーン挿入など
すみやかな対応が必要です。

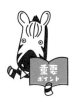

✔ここをCHECK！

- ○で囲っている部分が気胸腔である。虚脱している右肺は、肺挫傷を伴っているため、全体的に透過性が亢進している
- 多発肋骨骨折（➡）も認める

5 症例から学ぶ

▶ 慢性閉塞性肺疾患が既往にある 60 歳代、男性。呼吸困難を主訴に救急車で来院した。

　胸部聴診にて左呼吸音の減弱を認め、X 線写真を撮影したところ、左気胸が疑われました。バイタルサインは安定していたため、CT を撮影して気胸腔を確認した後、胸腔ドレーンを挿入しました。

　バイタルサインが安定している気胸の場合は、**胸膜の癒着の確認や気胸腔の確認の**ために、**胸腔ドレーンを挿入前に胸部単純 CT を施行**することがあります。

　胸腔ドレーン挿入後は、チューブ先端が胸膜腔に入っており、**虚脱肺が広がっているかどうかを胸部単純 X 線写真で確認**します。

●胸腔ドレーン挿入前後における胸部単純 X 線・CT の比較

胸部単純 X 線写真

胸腔ドレーン挿入前

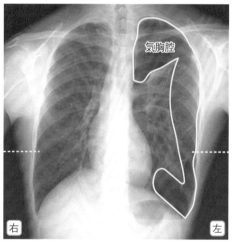

気胸腔

右　　　　　　　　左

胸腔ドレーン挿入後

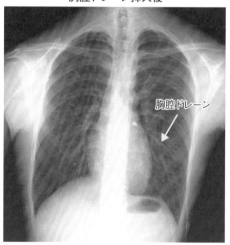

胸腔ドレーン

断層レベル

胸部単純 CT 画像

胸腔ドレーン挿入前（水平断）

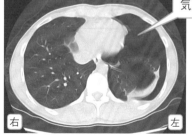

気胸腔を確認

右　　　　　　　　左

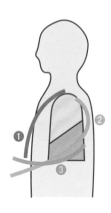

胸腔ドレーンの挿入位置
❶腹側～肺尖部
❷背側～肺尖部
❸肺底部

胸水・無気肺

1 どのような病態？

▶ 胸水は、**胸膜腔内の体液貯留**のことです。

▶ 胸水が大量であれば、それに伴う末梢無気肺とともに換気可能な肺容量が減少し、呼吸循環動態に影響を及ぼします。

▶ 胸水以外の無気肺の原因としては、気管内異物（喀痰、異物、腫瘍など）、気胸などの肺外・胸腔内病変、臥位による加重などが挙げられます。

▶ 原因精査のために、胸部 CT や気管支鏡検査が必要となることもあります。

●胸水の主な原因と症状

原因	漏出性・滲出性・乳び・血胸・膿胸を含み、その原因は多岐にわたる
症状	**自覚症状**：呼吸困難感、胸苦しさ　など
	他覚症状：病変部位の呼吸音の低下　など

2 画像で見るべきポイントは？

▶ 立位 PA

　立位では、胸水は横隔膜部に貯留します。一般的には次ページのように**肋骨横隔膜角（CP-angle）**が**鈍化**します。あわせて、横隔膜は背側になるほど尾側に深く広がっているため、胸水は同部に貯留するため、**背側の縦隔線**の構成要素である、**傍脊椎線、下行大動脈左縁、傍食道線**も横隔膜レベルで消失する（シルエットサイン陽性）ことに注意が必要です。

　胸水が増加すれば、横隔膜線が上昇して見えますが、これは横隔膜が上昇するのではなく、横隔膜と胸水がシルエットサイン陽性であり、含気の保たれている肺の下縁の線が横隔膜線の挙上として見えるのです。

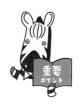

シルエットサインについては基礎知識編 ➡ p.9 を
参照しましょう！

胸部単純X線写真

（立位PA）

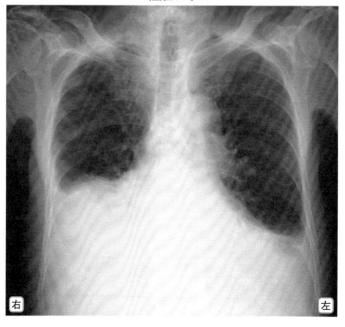

|右| |左|

異常・特徴的な所見は **ここをチェック！**

（立位PA）

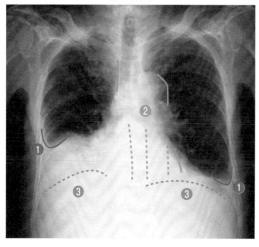

- 肋骨横隔膜角（CP-angle）が鈍化❶している
  （—）。

- 背側の縦隔線❷の構成要素である、傍脊椎
  線、下行大動脈左縁、傍食道線も横隔膜レ
  ベルで消失する（**シルエットサイン陽性**）。

- 胸水が増加して、横隔膜線が上昇❸して見
  える。

▶ 臥位 AP

　臥位では、胸水は背側に広く貯留するため、（胸水と肺内脈管は接していないので）肺野脈管の保たれた状態（シルエットサイン陰性）で、淡いすりガラス様陰影が広がることから始まり、胸水量が増えてくると、背側の縦隔線の構成要素である、傍脊椎線、下行大動脈左縁の順に消失していきます（シルエットサイン陽性）。

胸部単純Ｘ線写真
（臥位 AP）

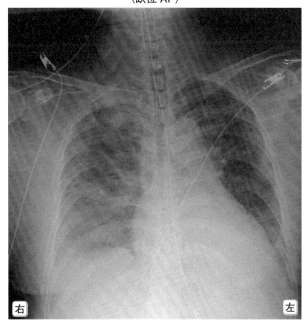

右　　　　　左

異常・特徴的な所見は ここをチェック！

（臥位 AP）

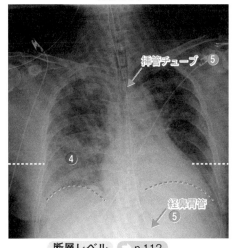

挿管チューブ ⑤

④

経鼻胃管 ⑤

断層レベル ▶ p.112

● 肺野脈管の保たれた状態（シルエットサイン陰性）で、淡いすりガラス影が広がっている④。

● 挿管チューブと経鼻胃管が挿入されており、先端位置は適正⑤である（➡）。

肺野条件

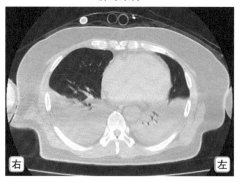

縦隔条件

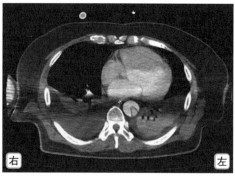

異常・特徴的な所見は ここをチェック！

肺野条件

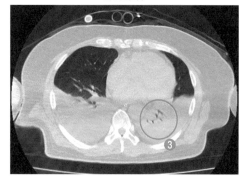

縦隔条件

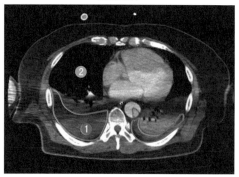

- CT は**仰臥位**で撮影するため、胸水は重力方向すなわち**胸腔内背側に貯留**する。

- 胸郭と肺実質の間に貯留するので、背側肋骨部に沿った三日月状❶（○）の領域として観察することができる。

- 造影の縦隔条件の CT 画像では、肺実質が造影❷されるため、**胸水と無気肺の鑑別に有用**である。

- 大動脈内に解離腔❸（○）を認める。

●シルエットサインと肺区域

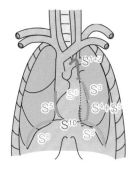

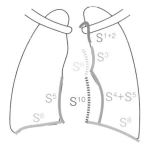

解剖学的な肺区域と合わせて、病変の局在を推定することができます。

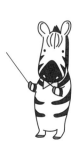

3 おさえたい治療・ケアは？

呼吸状態の改善のために、胸水ドレナージの目的で胸腔ドレーンを挿入することがあります。

☑ 胸腔ドレーンの留置位置は適切か、ずれていないか観察する。

胸腔ドレーンが詰まらないように、適宜ミルキングを行います。

また、無気肺の改善のためには、体位変換によるドレナージや喀痰吸引などの肺ケアが必要です。

☑ 画像の情報をもとに、無気肺側を上にする側臥位の時間を長くとるなどの工夫をする。

4 もっと知りたい胸水の見きわめ

単純X線写真では、液体と軟部の濃度の区別ができないので、**胸水の性状や、その影が胸水と胸膜肥厚のどちらなのかなどは判断できません。**

CT画像の場合、例えば以下のような推定ができます。また、胸水近傍の肺末梢性は受動無気肺を伴うことが多くなります。

胸水の領域の、内部が均一な水のCT値を示す	➡	漿液性胸水
三日月状の領域の辺縁に沿って軟部濃度がある	➡	炎症、胸膜播種（胸膜肥厚や胸膜腫瘤の存在を示すため）
内部が不均一である	➡	膿瘍
塊状の高吸収の領域の存在や背側に高吸収のある液面形成がある	➡	血胸

ここでも Window 条件が役立ちます。

● 膿胸の造影CT画像

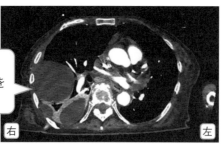

造影効果のある
被膜に囲まれた胸水を
認める

右　左

● 無気肺の原因

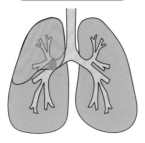

閉塞性無気肺

・気道中枢の閉塞病変（喀痰や
　異物など）による

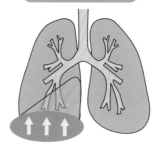

非閉塞性無気肺

・肺外からの圧迫（胸水や長期臥
　床を要因とする加重など）による

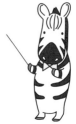

スポンジを押すと、
押したところがつぶれます。
これが非閉塞性無気肺（受動無気肺）です。

5 症例から学ぶ

▶ 末期肺がん、60歳代、男性。

▶ 呼吸困難症状にて搬送された。

　胸部単純X線写真（臥位）で、**左肺野の全体的な透過性低下**を認め、CT検査にて **胸水貯留による無気肺**が疑われました。胸水ドレナージのためのアスピレーションキットを挿入し、呼吸状態の改善を得ました。

　縦隔条件のCT画像で見ると、**濃度が濃い部分が胸水**で、薄い部分には気管支を示す樹枝状の低濃度域（気管支透亮像）があり、無気肺であることがわかります。

　アスピレーションキットを挿入して胸水を排出することで、胸水に圧排されていた

無気肺が解除され、**左上葉に含気の改善**を認めています。

　また、右内頸静脈から中心静脈（central vein：CV）カテーテルが挿入されていることもわかります。**カテーテルの先端は上大静脈内に留置されており、適正な位置**です。経鼻胃管も挿入されており、**先端部位は横隔膜を超えて胃内に留置されている**ことがわかります。

胸部単純 X 線写真

来院時（臥位）

アスピレーションキット挿入後

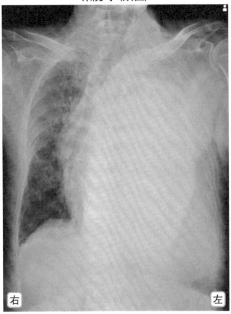

右

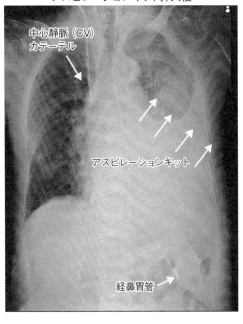

中心静脈（CV）
カテーテル

アスピレーションキット

経鼻胃管

左

胸部単純 CT 画像

縦隔条件（来院時）

肺野条件（来院時）

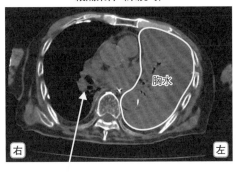

右

胸水

左

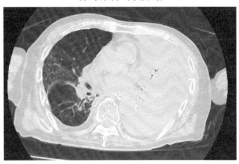

気管支透亮像

心拡大、心嚢液貯留

1 どのような病態？

▶ 胸部 X 線写真にて、心臓の大きさと胸郭の幅の比率（**心胸郭比、CTR**）が男性で 50％以上、女性で 55％以上であることを、**心拡大**といいます。

▶ 心拡大の原因として、心筋の肥大や、心室の拡張、**心嚢液の貯留**などが考えられます。

▶ 一般的に心拡大が指摘された場合は、心臓の精査が必要となります。

▶ 自覚症状は、心不全症状としての呼吸困難や胸部絞扼感などが挙げられます。

▶ また心嚢液が急速にたまると、心臓の拡張障害から心拍出量低下につながり**閉塞性ショック（心タンポナーデ）**をきたし、心嚢ドレナージなどの緊急処置が必要となります。

2 画像で見るべきポイントは？

胸部単純 X 線写真

（立位 PA）

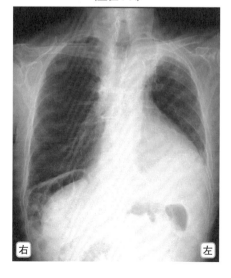

異常・特徴的な所見は ここをチェック！

（立位 PA）

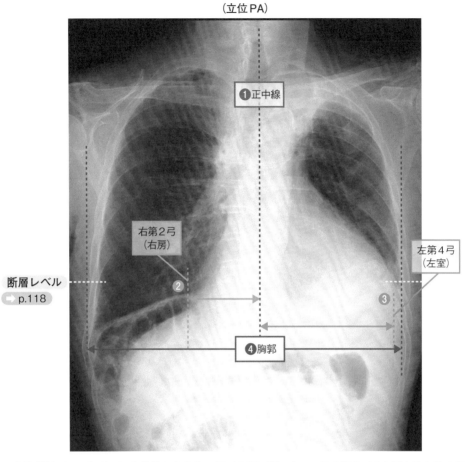

❶正中線

**右第2弓
（右房）**

**左第4弓
（左室）**

断層レベル
➡ p.118

❷

❸

❹胸郭

- 心胸郭比（CTR）は、正中線❶から右第2弓（右房、❷）までの最大径と、正中線から左第4弓（左室、❸）までの距離を足したものを、胸郭（肺野部の最大横径、❹）で割って求める。
- 男性患者の画像で、心胸郭比が51％であり、心拡大を認める。

実践
2

胸
部
の
画
像

●心胸郭比（CTR）の求め方（立体 PA 撮影）

$$CTR = (bc+cd) / ae \times 100 \ (\%)$$

bc：正中から右房辺縁までの幅
cd：正中から左室辺縁までの幅
ae：胸郭の最大の幅

正常値：35〜50％
男性 >50％、女性 >55％で心拡大

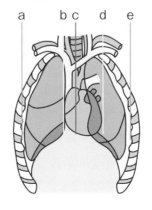

a   b c   d   e

重要
ポイント

胸部 CT 画像（縦隔条件）

異常・特徴的な所見は ここをチェック！

単純CT画像（水平断）

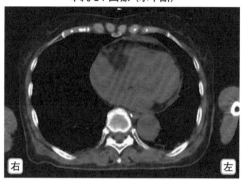

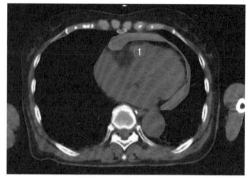

造影CT画像（水平断）

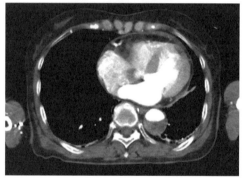

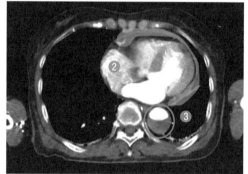

胸水の観察同様、通常の心嚢液は水の CT 値であり、腹部の Window 条件（＝通常縦隔を観察する Window 条件）で近くの骨格筋の濃度と比較すればわかりやすいです。心嚢液が骨格筋の濃度と近い場合は、血性の可能性があるので、頭部の Window 条件に変更して観察しましょう。

- 単純 CT 画像では、心嚢腔に液体が貯留❶している。

- 造影 CT 画像では、心筋と心腔内❷が造影されており、よりコントラストが明瞭化して見える。

- 血栓閉塞型の大動脈解離❸を認め、心嚢液貯留の原因は大動脈解離によるものが示唆される。

3 おさえたい治療・ケアは？

　心拡大を認めるときは、心不全の存在やうっ血性肺水腫、心嚢液貯留などを伴っている可能性があります。心不全を示唆する身体所見がないか確認しましょう。

　心嚢液貯留により心臓の拡張が障害されると、心タンポナーデとなりショックを招きます。そのため、心タンポナーデの症状である **Beck の 3 徴（低血圧、心音低下、頸静脈怒張）** にもあわせて注意します。

4 症例から学ぶ

▶ 胸痛にて発症し、救急搬送された 60 歳代、男性。

▶ 来院時、ショックを示すバイタルであった。

　右内頸静脈から中心静脈（CV）カテーテルを挿入され、細胞外液投与とカテコラミン投与が開始されました。

　X 線写真にて心陰影拡大を認め、造影 CT 画像では大動脈解離（Stanford A 型）に伴った心嚢液貯留を認めました ➡ p.45 。

胸部単純X線写真

臥位 PA

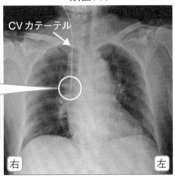

CV カテーテル

CVカテーテルの先端位置は上大静脈内にあり、適正位置に留置されている

右　左

造影CT画像

（水平断）　　　　　（矢状断）　　　　　（冠状断）

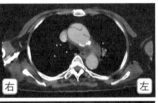

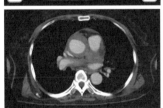

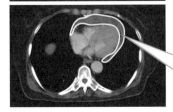

右　左

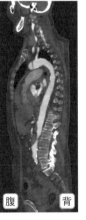

腹　背

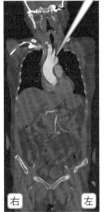

右　左

造影 CT 検査では、上行大動脈に解離を認める

心臓の周囲に low density の液体貯留（血性）があり、心嚢液貯留を疑う

うっ血性心不全（肺水腫）

1 どのような病態？

▶ 急性左室不全をきっかけに、**肺の間質や肺胞腔内に液体が貯留した状態**のことです。

▶ 胸部単純 X 線写真にて診断することができます。

▶ 自覚症状としては、呼吸困難感、胸部絞扼感、泡沫状の血痰などがあります。また、患者は座った状態のほうが楽に呼吸ができるため、**起坐呼吸**となります。

▶ 聴診にて呼気終末に喘鳴（ウィーズ、wheezes）を聴取します。

2 画像で見るべきポイントは？

胸部単純 X 線写真

（臥位 AP）

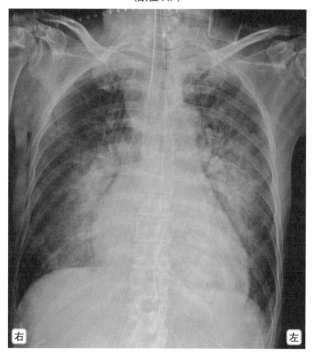

右　　　　　　　　　　　　左

異常・特徴的な所見はここをチェック！

(臥位 AP)

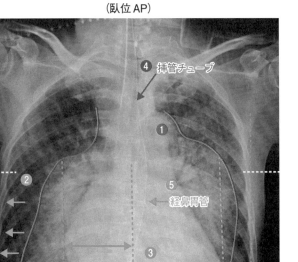

④ 挿管チューブ

①

②

断層レベル
→ p.122

⑤

経鼻胃管

③

- バタフライシャドウ（ー、❶）と、下肺野外側に胸壁に直行する線状陰影＝カーリー線（→、❷）を認める。
- 左室不全を伴っているため、心陰影拡大❸を認める（←→）。
- 挿管チューブ❹と、経鼻胃管❺（→）が挿入されており、位置は適正である。

　肺門を中心に肺血管陰影が増強し、蝶が羽を広げたような形に見えることを、バタフライシャドウ（butterfly shadow 蝶形陰影）といいます（必ずしも両側肺に所見が出るわけではない）。また、下肺野外側に、胸壁に直行する線状陰影＝カーリー線を認めます（→、❷）。左室不全を伴っているため、心陰影拡大を認めます（←→、❸）。

　挿管チューブの位置は、気管分岐部よりも上にあり、位置は適正です。経鼻胃管の先端はこの画像では確認できませんが、少なくとも横隔膜は超えていることより、胃内にあることが推測されます。

	肺静脈圧亢進	間質性肺水腫	肺胞性肺水腫
画像所見	上肺野の血管系増大（cephalization）	肺野の線状・網状陰影 カーリー線の出現	肺門中心性の陰影（バタフライシャドウ）
左心不全	軽度	中等度	重度

胸部 CT 画像

異常・特徴的な所見はここをチェック!

肺野条件（水平断）

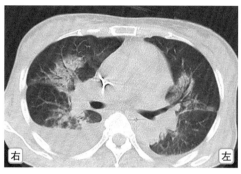

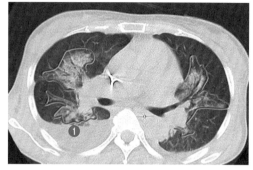

- 末梢は保たれていること、すりガラスのなかに網目状の線が見えることが特徴。

- 肺野条件では、小葉間隔壁の増強・すりガラス様陰影・肺血管の拡張❶を認める（─）。

縦隔条件（水平断）

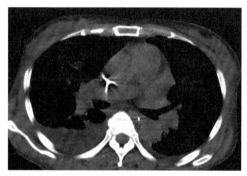

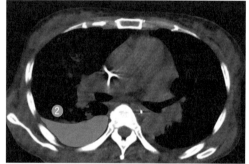

- 縦隔条件では、右背側に胸水❷を認める（○）。

3 おさえたい治療・ケアは？

　肺水腫の患者は喘鳴（wheezes）を聴取し、ピンク色の泡沫状痰の喀出を認めます。また、臥位よりも座位の方が呼吸がしやすいため、**起坐呼吸**となります。

　低酸素血症をきたすため、重症度に応じて、非侵襲的陽圧管理療法（non-invasive positive pressureventilation：NPPV）や経口挿管による人工呼吸器管理が必要となることがあります。

> ✓ 呼吸状態とバイタルサインを
> 小まめに観察し、適切な酸素療法が行えているか評価する。

4 もっと知りたい画像所見

　Cephalization は、**立位での胸部単純 X 線写真にて現れる所見**であり、臥位では評価ができません。

　単純 X 線画像でのバタフライシャドウは、心原性肺水腫のほかに、ニューモシスチス肺炎、サイトメガロウイルス感染症、肺胞タンパク症、急性呼吸窮迫症候群などでも同様の画像を呈します。鑑別のためには、**心臓超音波検査による心機能評価が必要**です。

Column 体内のカテーテル類を画像で確認していますか？

　患者さんに経鼻胃管や中心静脈カテーテル、挿管チューブなどが留置されている場合、看護師のみなさんは X 線写真で確認していますか。

　中心静脈カテーテルや経鼻胃管は X 線写真に写りますし、透明なカテーテルには X 線不透過ラインが入っていますので、1 本の線あるいは筒状の線になって写ります。

　挿管チューブは気管分岐部から 2〜3 cm（おおよそ 1 椎体）上、経鼻胃管は先端が噴門部を超えて胃内にある、あるいは幽門を超えていない、中心静脈カテーテルは右心房に近接する上大静脈または下大静脈が推奨される留置部位です。迷入はもちろん、浅すぎても深すぎても危険です。単純 X 線写真で見ると、各臓器はどのように見えて、カテーテルはどのように写るのか、本書で理解し、実際の患者さんに活用していきましょう。

　きちんと固定されていても、患者さんの動きなどによりカテーテル類の先端位置が大きくずれることはよくあります。また長期に留置されていると、いつから抜けかかっていたのか（あるいは深く入りすぎていたのか）が問題になることがあります。現在から過去に遡って画像を追っていくと、先端位置の変化に気づくことがあります。

頭部 の画像

実践 2

胸部 の画像

腹部 の画像

骨格 の画像

5 症例から学ぶ

▶ 慢性心不全の既往のある 70 歳代、男性。

▶ 呼吸困難を主訴に来院された。

　来院時、酸素投与下（リザーバーマスク、10L/ 分）で SpO₂ 93％であり、起坐呼吸がみられ、聴診にて呼気終末にウィーズを聴取したため、心不全を疑って胸部単純 X 線撮影（座位）と胸部単純 CT 検査を行いました。

　胸部単純 X 線写真では、**心拡大**と肺門部を中心とする**透過性低下（バタフライシャドウ）**、**右葉間胸水**を認めます。肺野条件の胸部単純 CT 画像では、**両側の肺血管陰影増強と肺野中心部の濃度上昇**を認め、縦隔条件では**両側胸水貯留**を認めます。

　急性心不全に伴った心原性肺水腫と診断し、血管拡張薬の投与と NPPV を装着したところ、呼吸状態が改善しました。

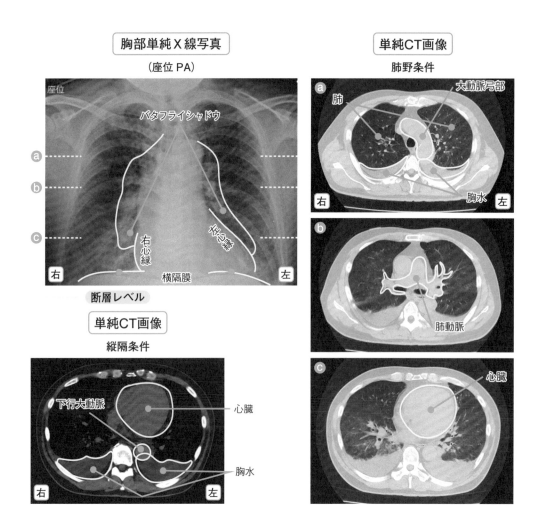

胸部単純 X 線写真
（座位 PA）

座位
バタフライシャドウ
ⓐ
ⓑ
ⓒ
右心縁
右葉間胸水
横隔膜
右　　左

断層レベル

単純CT画像
縦隔条件

下行大動脈　　心臓
胸水
右　　左

単純CT画像
肺野条件

ⓐ 肺　　大動脈弓部
胸水
右　　左

ⓑ
肺動脈

ⓒ 心臓

肺炎・間質性肺炎

1 どのような病態?

▶ 細菌やウイルスなどの病原微生物や、アレルギー・薬剤などに起因し、**肺に炎症が生じた状態**のことです。

▶ X線写真や肺野条件CT画像にて診断されます。

▶ 症状としては、呼吸困難、発熱、喘鳴などが生じます。他覚所見としては、聴診にて水泡音（corce cracles：ポコポコ、プツプツ）、捻髪音（fine cracles、パチパチ、チリチリ）が聴かれます。

▶ 肺炎が悪化すると、**急性呼吸窮迫症候群**（acute respiratory distress syndrome：ARDS）へと移行し、人工呼吸管理や体外式膜型人工肺（extracorporeal membrane oxygenation：ECMO）が必要となることがあります。

感染性肺炎	・主に市中肺炎・院内肺炎・人工呼吸器関連肺炎（VAP）などがある
間質性肺炎	・肺間質の炎症と線維化を特徴とする病態 ・原因として、膠原病・アレルギー疾患・過敏性肺臓炎・薬剤性肺炎・塵肺などがある

●肺炎の所見

	肺胞性肺炎	気管支肺炎	間質性肺炎
病態	・肺胞に感染し、隣接する肺胞に進展することで、一葉全体に炎症が広がる ・大葉性肺炎とも呼ばれる	・細気管支粘膜に感染し、小葉全体に進展する ・小葉性肺炎とも呼ばれる	・肺胞隔壁に炎症が生じて起こる。原因として、免疫性疾患、薬剤、特発性などがある
画像所見	・境界明瞭な浸潤影を示す ・陰影内にエアブロンコグラム（air bronchogram、気管支透亮像 ●p.25 ）を認めることもある	・多発する境界不明瞭な斑状の陰影を示す	・すりガラス状陰影や、線状・網状の陰影を示す

2 画像で見るべきポイントは？

胸部単純Ｘ線写真

肺炎球菌性肺炎（臥位 AP）

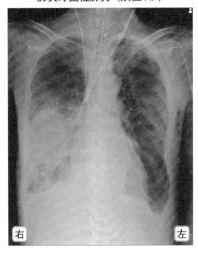

異常・特徴的な所見は**ここをチェック！**

肺炎球菌性肺炎（臥位 AP）

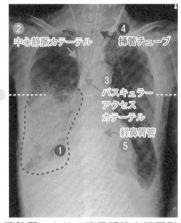

断層レベル
→ p.127

- 右中・下肺野にかけて境界明瞭な浸潤影（⬡、❶）を認め、肺炎像があることが示唆される。
- 右内頸静脈から CV カテーテル❷、左内頸静脈からバスキュラーアクセスカテーテル❸が挿入されており（→）、それぞれ先端は上大静脈内にあり、位置は適正である。
- 気管内に挿管チューブ❹が挿入されており（→）、先端は気管分岐部よりも上であり、位置は適正である。
- 経鼻胃管❺（→）が挿入されており、先端位置はこの画像では映っていないが、横隔膜を超えているため胃内にはあることがわかる。

間質性肺炎（臥位 AP）

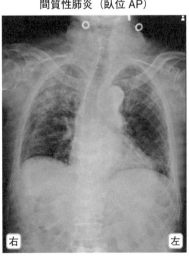

間質性肺炎（臥位 AP）

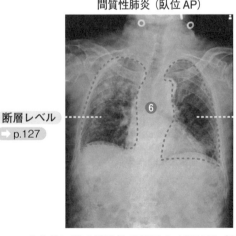

断層レベル
→ p.127

- 全体的に淡く透過性が低下する網状影（⬡、❻）が広がっている。

胸部 CT 画像

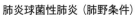

異常・特徴的な所見は ここをチェック！

肺炎球菌性肺炎（肺野条件）

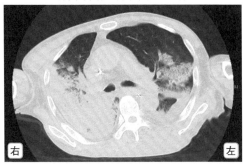

右　左

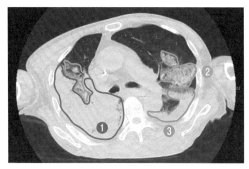

肺炎球菌性肺炎（縦隔条件）

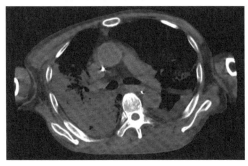

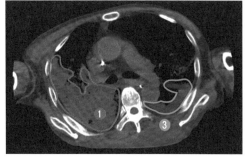

間質性肺炎（肺野条件）

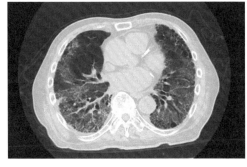

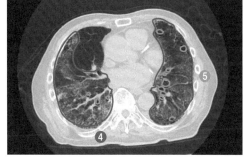

● 肺野条件では、右の一肺葉にわたって濃度の高い浸潤影❶が広がっている。また、左葉には一部に斑状陰影❷も伴っている。どちらの所見も、気管支に沿って区域性に進展している。

● 左背側にも浸潤影が広がっているように見えるが、縦隔条件で確認すると、胸水❸であることがわかる。

● **間質性肺炎**の CT 画像では、両肺野全体的に線状・網状の陰影❹が広がっている。また、肺胞構造が破壊されている所見（◌、❺）も認められる。

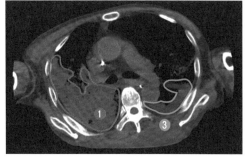実践
2

胸部の画像

127

3 おさえたい治療・ケアは？

　肺炎の治療として、抗菌薬などの薬剤投与のほか、**喀痰ドレナージ**が必須です。特に、無気肺を伴う広範な浸潤影を認める場合は、吸痰のほかに**体位ドレナージ**が有効であることがあります。

画像チェック！

　画像から効果的な体位をアセスメントし、
積極的な吸痰と体位変換を心がける。

4 もっと知りたい肺炎の原因菌

　肺炎の画像所見から、**起炎菌を推定**することができます。

分類	主な原因
肺胞性肺炎 （大葉性肺炎）	肺炎球菌、クレブシエラ、レジオネラなど
気管支肺炎 （小葉性肺炎）	黄色ブドウ球菌、インフルエンザ桿菌、マイコプラズマ、ウイルス性など
間質性肺炎	ウイルス性、マイコプラズマなど

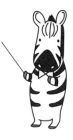

それぞれの画像所見は
p.125 参照

Column 聴診と画像で答え合わせをしながら、有効的な体位ドレナージを行おう

　呼吸のフィジカルアセスメントによって痰が貯留している部位を特定するうえで、肺の解剖生理の理解や聴診スキルは重要です。痰の貯留している部位がわかれば、基本的には、痰のある肺区域が高い位置となるような体位を選択して、体位排痰法（体位ドレナージ）を行います。より適切に排痰をしてもらうために、ドレナージを行いたい肺区域と主気管支の位置関係を理解し、解剖的に適した体位を選択することが大切です。

　しかし、臨床では人工呼吸器の使用や胸水などの合併症の存在により、聴診時に教科書のような典型的な呼吸音が聞かれない場合もあります。その際に、胸部の単純X線写真があれば、各肺区域での無気肺の存在や透過性の低下から痰の貯留を疑うことができ、聴診の情報に対する答え合わせができます。

　また、病態（疾患、胸水、肺うっ血など）に特徴的なX線写真もわかると、本当に体位ドレナージが有効な手段なのか判断することもできます。聴診プラス"X線写真"で、適切なアセスメントを行いましょう。

5 症例から学ぶ

▶ 発熱・倦怠感・呼吸困難を主訴に、病院を受診された50歳代男性。

▶ 来院時、低酸素血症を認めており、X線検査にて肺炎像を認めたため、酸素投与を開始のうえで入院となった。

尿中レジオネラ抗原検査が陽性であり、レジオネラ肺炎と診断されました。

胸部単純X線写真では、右の上肺野に均一な不透過陰影を認め、**右第1弓のシルエットサイン陽性**となっています。空気の入っている肺実質との境界が明瞭であり、区域性に病変があることがわかり、**右上葉の無気肺**であるとわかります。

単純CT検査（肺野条件）では、右上葉にかけて一葉に浸潤影を認めます。

気管支だけ抜けて見える、気管支透亮像を伴っており、**右上葉の無気肺**を伴っていることがわかります。

胸部単純X線写真	胸部単純CT画像
（立位）	肺野条件

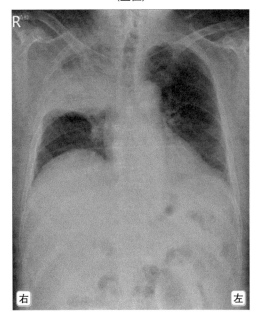

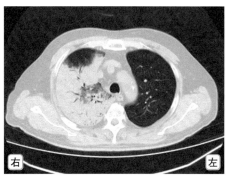

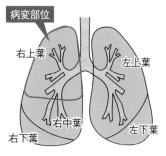

肺結核・新型コロナウイルス感染症

1　どのような病態？

▶**肺結核**は、結核菌（mycobacterium tuberculosis）による感染症です。

▶❶初感染による一次肺結核と、❷免疫力低下時に再燃して発症する二次肺結核の2つの病態があります。

▶症状は、咳・痰・熱などの上気道症状や、血痰・食欲低下・体重減少などがあります。

▶X線写真、CT画像、細菌学的検査にて診断します。

▶新型コロナウイルス（COVID-19）感染症は、2019年に中国の武漢ではじめて検出された新興感染症です。重症化すると、多彩な肺炎像を呈し、重篤な低酸素血症となる可能性があります。

●一次肺結核と二次肺結核の特徴

	一次肺結核	二次肺結核
病態	・初感染	・易感染性状態時の再燃
臨床像	・多くは無症候性 ・一部に胸膜炎	・微熱、咳、痰 ・粟粒結核：高熱、全身病変
好発部位	・特になし	・上葉（S1～3）、下葉 S6
画像所見	・肺野の浸潤陰影 ・肺門リンパ節腫大	X線 ・肺野の浸潤陰影、空洞性病変 ・中枢側気管支の肥厚像 CT ・小葉中心性陰影（tree-in-bud appearance）

2 画像で見るべきポイントは？

胸部単純X線写真

肺結核（臥位 PA）

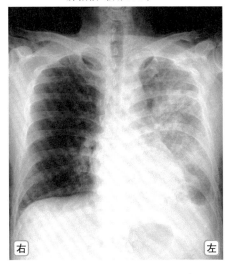

COVID-19 肺炎（臥位 AP）

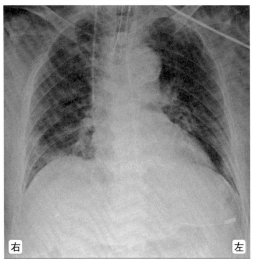

異常・特徴的な所見は **ここをチェック！**

肺結核（臥位 PA）

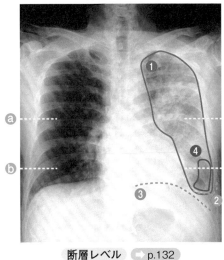

断層レベル ➡ p.132

- 左肺野全体の透過性低下❶を認める。

- CP Angle は dull ❷であり（·····）、左横隔膜❸が追えずにシルエットサイン陽性（·····）。

- ❹の囲み部分は特に透過性亢進を認めており、空洞性病変の可能性がある。

COVID-19 肺炎（臥位 AP）

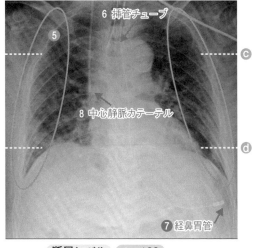

断層レベル ➡ p.132

- 全体的に肺野透過性の低下を認め、特に胸膜直下の透過性低下❺を認める。

- 挿管チューブ❻、経鼻胃管❼、右内頸静脈から CV カテーテル❽が挿入されている（➡）。

肺結核（肺野条件）

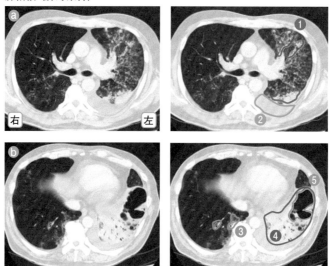

- 左肺に散在する小葉中心性陰影（tree-in-bud appearance、ツリーインバッドアピアランス：木の枝の先に芽がついているような像）、❶を認める。

- 左背側には反応性の胸水❷を認める。

- 右背側にも肥厚空洞を伴う結節陰影❸を認める。

- 浸潤影と気管支透亮像を伴う無気肺❹を認め、空洞性病変❺を認める。

COVID-19肺炎（発症10日目）（肺野条件）

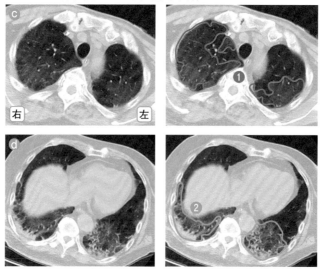

- 末梢優位に多発斑状のすりガラス様陰影❶を認める。

- 肺底部には、すりガラス様陰影とともに浸潤影も認め、線維化と思われる収縮性変化と気管支牽引像❷も認める。

3 おさえたい治療・ケアは？

　肺結核、COVID-19 肺炎ともに、飛沫核感染することが知られています。個室隔離や、医療者は N95 マスク装着が推奨されます。

✓ **画像上、結核やCOVID-19が疑われる場合は、感染対策に気をつける。**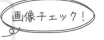

4 もっと知りたい画像所見

　COVID-19 肺炎は、病期によってさまざまな画像所見を呈します。さらに、**画像上は派手な所見を認めなくとも重篤な低酸素血症を呈する**ことが知られており、微小血栓症によるものと考えられています。

　肺結核と同様の臨床所見・画像所見をとるものに、MAC（mycobacterium avium complex）感染症などの**非結核性抗酸菌**（nontuberculous mycobacteriosis：NTM）症があります。NTM 症は**中年女性**に好発し、**右中葉・左舌区に好発**します。画像から肺結核と鑑別することは難しく、**喀痰の PCR 検査**にて診断します。

非結核性抗酸菌（NTM）症

胸部単純 CT 画像	胸部単純 X 線写真

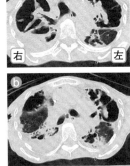
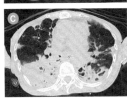
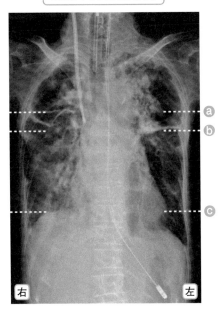

他者への
感染力はないため、
隔離入院は
必要ありません。

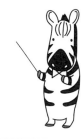

断層レベル

5 症例から学ぶ

▶ 50歳男性、発熱・倦怠感で発症し、COVID-19 PCR検査が陽性であったため自宅療養を行っていた。

▶ 発症7日目より呼吸困難症状が増悪し、発症10日目に救急車で来院された。

▶ 著明な低酸素血症を認め、挿管・人工呼吸器管理を開始した。

　胸部X線撮影（臥位PA）では、**肺野全体的に淡いすりガラス影**を認めます。気管内挿管されており、挿管チューブの先端は適正位置にあります。

　CT画像では、肺末梢のみならず両側肺全体にすりガラス影が広がっており、末梢性には牽引性変化を伴う斑状・結節状・網状陰影が混在して多発しています。進行期の病変です。

　画像所見と呼吸不全より、重度COVID-19肺炎として、ステロイドの投与と抗ウイルス薬の投与を開始しました。人工呼吸管理のみでは呼吸状態の改善を得られず、腹臥位療法と、VV-ECMO（venovenous extracorporeal membrane oxygenation）を導入し、治療を行いました。

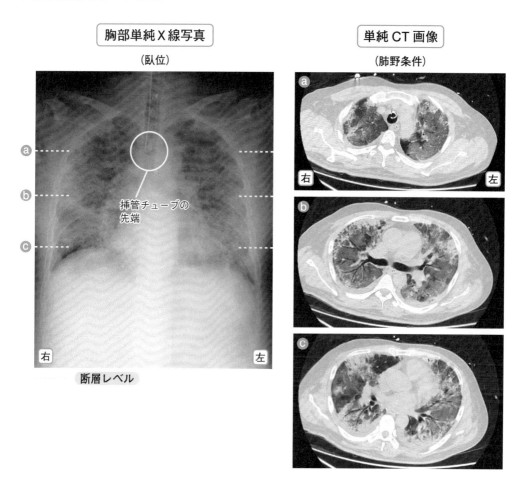

胸部単純X線写真 （臥位）

単純CT画像 （肺野条件）

挿管チューブの先端

断層レベル

134

肺血栓塞栓症

1 どのような病態？

▶ 肺血栓塞栓症（pulmonary thromboembolism：PTE）は静脈性血栓が肺動脈を閉塞し、呼吸循環不全を来します。塞栓源として**深部静脈血栓症**（deep venous thrombosis：DVT）が大半を占めます。

▶ 長期臥床や術後など**静脈うっ滞**の状態や、外傷や血管内カテーテル操作などによる**血管内皮障害**、脱水や血液疾患などによる**凝固亢進**などがリスクとなります。

▶ 症状としては、突然の呼吸困難、胸痛、動悸などです。重症例では、ショックや心肺停止となることもあります。

▶ 胸部単純X線写真での診断は困難であり、**確定診断のためには造影CT検査が必要**です。

2 画像で見るべきポイントは？

胸部単純X線写真

（臥位 AP）

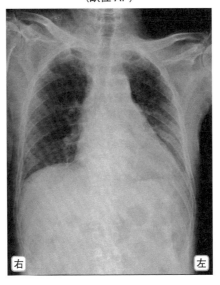

右　左

異常・特徴的な所見はここをチェック！

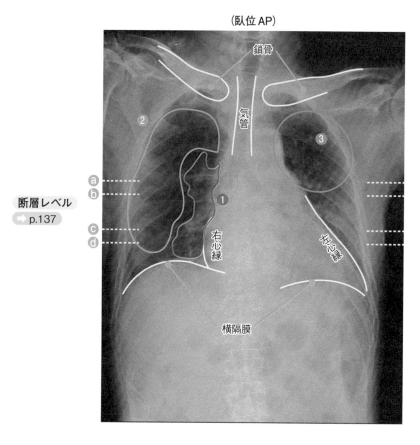

（臥位 AP）

鎖骨

気管

2

3

断層レベル
➡ p.137

ⓐ
ⓑ

ⓒ
ⓓ

1

右心縁

左心縁

横隔膜

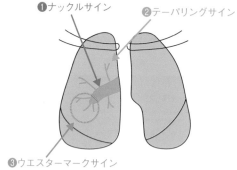

❶ナックルサイン　　❷テーパリングサイン

❸ウエスターマークサイン

● 肺門部肺動脈の拡張所見であるナックルサイン（knuckle sign、❶）、末梢肺動脈の狭小化・途絶
所見であるテーパリングサイン（tapering sign、❷）や、塞栓部以下の肺野の透過性が亢進するウ
エスターマークサイン（westermark sign、❸）を認めることがある。

PTE の 10 ～ 20％は、胸部単純 X 線写真にて明らかな異常所見を認めません。

逆にいえば、急性発症の呼吸不全で、**胸部単純 X 線写真で明らかな浸潤影などの肺
野病変を認めない場合は PTE を疑い、造影 CT 検査を行う必要があります。**

異常・特徴的な所見は ここをチェック！

肺動脈本幹（水平断）

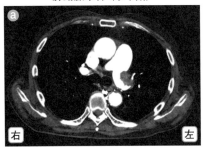

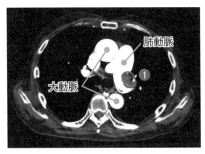

肺動脈

大動脈

①

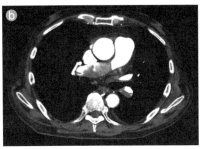

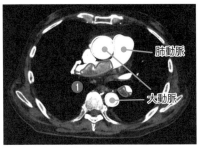

肺動脈

大動脈

①

- 両側肺動脈本幹内に造影欠損域❶を認め、**肺動脈内の血栓**であることがわかる。

- 両側肺動脈に広範に血栓を認め、**広範囲型PTE** と考えられる。

肺動脈末梢（水平断）

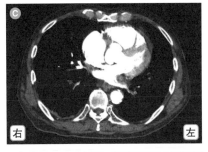

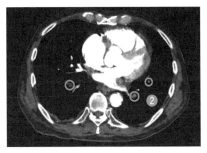

②

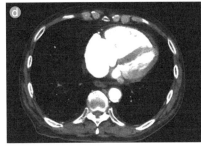

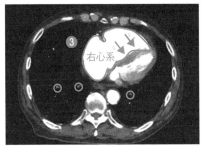

③ 右心系

- 末梢の肺動脈内にも造影欠損域❷を認める。

- 静脈還流障害により**右心系が拡大**し、心室中隔を左方へ圧迫している所見❸を認める（➡）。

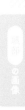

実践2 胸部の画像

137

おさえたい治療・ケアは？

　肺動脈内の血栓が広範囲にわたる場合、呼吸と循環動態の破綻をきたす可能性が高く、突然心肺停止となることもあります。

✓ **肺動脈内の血栓が広範囲にわたっているときは、**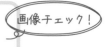
バイタルサインに注意する。

もっと知りたい深部静脈血栓症

　下腿から大腿静脈内に血栓が生じる疾患であり、**PTE の最も多い原因**となります。症状として、**下腿浮腫**や足関節を背屈させることで腓腹部に痛みが生じる**ホーマンズ徴候**があります。

　また、発症リスクに合わせて、弾性ストッキングやフットポンプの装着、抗凝固療法などの予防が必要です。

骨盤部造影 CT 画像 （下肢静脈相）

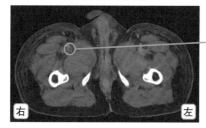

右大腿静脈内に
造影欠損域を認め、
DVT の所見である

症例から学ぶ

▶ **40 歳代男性、長期臥床後にトイレに立った際に卒倒し、心肺停止となった。**

　心肺蘇生法により自己心拍再開しましたが、その後も呼吸・循環動態が不安定であったため、膜型人工心肺装置（venoarterial extracorporcal membrane oxygenation：VA-ECMO）を装着しました。造影 CT 検査にて、広範囲型 PTE を認め、心肺停止の原因と考えられました。

　胸部単純 X 線写真では、肺門部肺動脈が拡張する<u>ナックルサイン</u>❶を認めます。心

肺蘇生時に行った処置として、挿管チューブ❷、中心静脈（CV）カテーテル❸、経鼻胃管❹が挿入されています。挿管チューブとCVカテーテルの位置は適正ですが、経鼻胃管の先端は横隔膜直下にあり、やや浅めです。また、下大静脈内にECMOの脱血管の先端❺が確認できます。

腹部単純X線写真にて、左大腿動脈からECMO送血管、左大腿静脈からECMO脱血管が挿入されていることがわかります。

造影CT画像では、両側肺動脈内に造影欠損域を認め、**広範囲型PTE**です。右室径は左室径よりも大きく、**左室の圧排所見**を認めます。

胸部単純X線写真 （臥位）

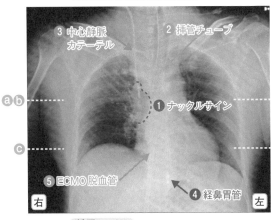

断層レベル

腹部単純X線写真

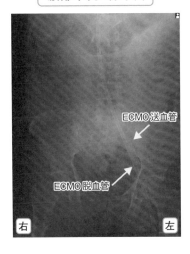

胸部造影CT画像 （縦隔条件、水平断）

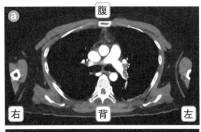

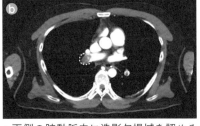

・両側の肺動脈内に造影欠損域を認める
＝広範囲型PTE

胸部造影CT画像 （肺動脈末梢、水平断）

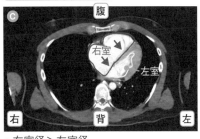

・右室径＞左室径
・左室の圧排所見を認める

参考文献

1．江原茂企画，水沼仁孝編集：救急放射線診断へのアプローチ-臨床画像2018年10月増刊号-．メジカルビュー社，東京，2018．
2．百島祐貴：画像診断コンパクトナビ第4版．医学教育出版社，東京，2016．
3．高橋雅士編著：ビギナーのための胸部画像診断-Q&Aアプローチ-．学研メディカル秀潤社，東京，2016．
4．金子浩平：INTENSIVIST　特集COVID-19．メディカル・サイエンス・インターナショナル，東京，2021．

腸管ガス

1 どのような病態？

▶ 通常、小腸と大腸には、あわせて約 200mL（コップ 1 杯程度）のガスが存在しています。胃のなかのガスは、空気とほとんど組成が変わらないですが、小腸では食物の分解に伴い炭酸ガスが発生します。また大腸では腸内細菌のはたらきで水素、メタンガスが発生します。

▶ ガス貯留が亢進する原因としては、**便秘、過敏性腸炎、呑気症、腸閉塞**などが挙げられます。一方、ガス貯留が減少する原因としては、下痢や嘔吐をくり返したときや、イレウスで腸管内に腸液が満たされたときです。

▶ 腸管ガス亢進時には**腹部の張り**を症状として訴えることが多く、画像検査（単純 X 線撮影など）での精査が行われます。

2 画像で見るべきポイントは？

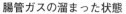
腹部単純 X 線写真 （立位 PA）

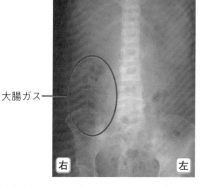

正常な腸管ガス像の分布

大腸ガス

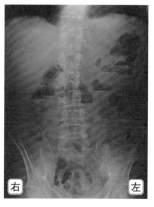

腸管ガスの溜まった状態

右　左　　右　左

　腹部単純 X 線写真において、通常は大腸ガス（腹部辺縁や骨盤部に散在する大きめのガス）が主であり、小腸ガスは目立ちません。そのほか、胃泡が見えます。

異常・特徴的な所見は ここをチェック！

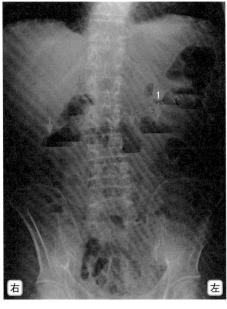

右　左

腸閉塞に典型的な画像所見（＝立位像で空気が上、水が下という鏡面像）です。

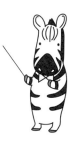

● 液体成分と空気成分が分離して、<u>鏡面像❶</u>を呈し、「ニボー像」という所見を認める。

3 おさえたい治療・ケアは？

　悪心を訴えている場合には、X線撮影を医師に提案することもできます。イレウスを招くリスク因子を想定したうえで、患者の現在の症状を画像と照らし合わせることで、より確かな診断につながるでしょう。

✓ 立位の画像で見える地面と平行な真っすぐの線は「人工的な線」であり、どこかにガスと液体が貯留しているため、腸管内を観察する。 *画像チェック！*

Column 「おなかの調子が悪い」と言われたら、腹部の画像を見てみよう

　患者さんとの会話のなかで、「おなかが痛い」や「気持ちが悪い」などの訴えをよく聞きませんか？　このようなときは腹部単純 X 線写真を確認して、アセスメントを行うことをおすすめします。

X 線写真からケアを考える

　腹部単純 X 線写真では、**腸閉塞や結石の存在、消化管穿孔、腹水、便秘症**などがわかります。

　腹痛や悪心を訴える患者さんの腹部単純 X 線写真で、大腸にガスが貯留し、骨盤内に便塊がある場合は、腸蠕動が悪いことによる便秘症を疑います。積極的な離床や下剤、坐剤を使用し、排便を促すケアを考えます。

　また、立位の撮影で腸管内に山型の小腸ガス（ニボー像）を認めた場合や、ヒダに見える小腸ガス（ケルクリン襞）がある場合は腸閉塞 ⮕ p.147 を疑い、緊急性が高いため、すみやかに医師へ報告します。このように腹部単純 X 線写真の活用は、**緊急性のある状態の見きわめを含めたアセスメント**に役立ちます。

X 線写真のポイントは見比べること

　大腸ガスは下腹部の外側にあることが多く（上行・下行結腸は両サイドに固定されており、多少、上下にしか移動しないため）、見えていてもよい腸管ガスです。しかし、太く大きく写っている場合は、なんらかの異常が隠れていることがあります。

　便秘や腹部膨満感を訴える患者さんで、前日の画像と見比べてみて、**ガスや便塊があまり移動していない場合は、腸蠕動が低下していること**がアセスメントできます。

消化管穿孔（フリーエア）

1 どのような病態？

▶ 消化管穿孔は種々の原因で消化管壁が穿孔し、内容物や腸液が腹腔内に漏出して、**汎発性腹膜炎を引き起こす重篤な救急疾患**です。

▶ 原因としては、**外傷、異物、潰瘍性病変、炎症、腸管の血流不全、絞扼性イレウスによるもの、憩室、がん、医原性**などがあります。

腹腔内に漏出した場合は
「フリーエア」といい、
腹膜外に出た場合は「気腫」といいます。

2 画像で見るべきポイントは？

腹部単純 CT 画像 （水平断）

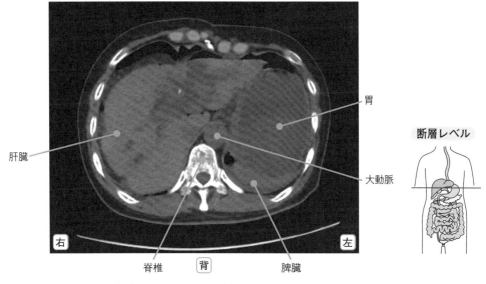

腹

胃

肝臓

大動脈

断層レベル

右

左

脊椎　背　脾臓

実践
3

腹部　の画像

横隔膜を含む上腹膜のレベルの断面像です。

肝臓、大量の液体で拡張した胃、脾臓が見えます（肝左葉を主として肝内胆管が拡張している）。

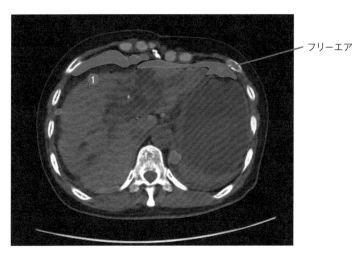

フリーエア

- 典型的には腹部単純 CT 画像にてフリーエア（free air）を認める。
- これは**十二指腸潰瘍穿孔**の症例で、フリーエア❶を腹側に多量に認める。

3 おさえたい治療・ケアは？

フリーエアの分布から、穿孔部を推測できることもあります。

消化管穿孔をきたすと**汎発性腹膜炎**を招き、急変のリスクがあります。**そのため、すぐに医師への報告が必要**です。

4 もっと知りたい大腸穿孔

一般的に、上腹部にフリーエアが集まっているときは上部消化管の穿孔をまず疑います。

一方、大腸穿孔（下部消化管穿孔）の場合は、下腹部を主としてガスが広がって見え、また、糞便も腸管外に見えることもあり、その場合は第一に大腸穿孔を疑います。

大腸穿孔は憩室の穿孔も多く、そもそも憩室は年齢とともに増加するので、大腸穿孔は高齢者に多いのも特徴です。

下部消化管穿孔では、CT で腹腔内に漏出した便塊によって腸管外に**汚い気泡**を認めることがあります（**dirty mass sign**、消化管外糞便）。

急性腸炎

1 どのような病態？

▶ 急性腸炎は、原因として大きく**感染性**、**非感染性**に分けられます。

▶ 診断には、生活歴、病歴の聴取が重要です。

分類	主な原因	主な症状
感染性腸炎	・細菌・ウイルス・原虫・寄生虫・真菌など、さまざまな微生物がある	・下痢、嘔吐、腹痛など
非感染性腸炎	・抗菌薬などの薬剤性、アレルギー性、虚血性、ストレス性、食事に起因するもの など	・感染性腸炎（上記）の症状に加えて、原因によってさまざまな症状が出現することがある

2 画像で見るべきポイントは？

腹部単純 CT 画像 （水平断）

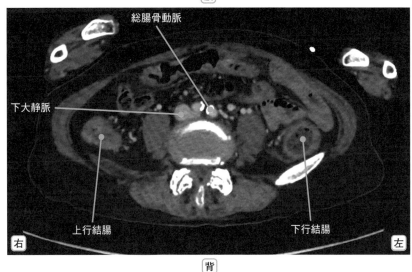

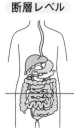

断層レベル

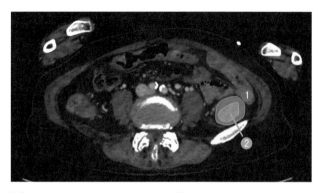

● 下行結腸壁の粘膜❶に浮腫状の肥厚が認められる（❷は下行結腸の内腔）。
● 周囲の脂肪織濃度の上昇（腸管周囲のモヤモヤとした構造）を認め、腸炎を示唆する。これは、腸管の周りの脂肪が炎症で浮腫性変化をきたしていることに起因する。

　通常、大腸、小腸は、液体やガスで拡張進展している場合、壁はほとんど見えません。

　大腸はハウストラという大きなひだがあるほか、大腸・小腸ともに蠕動運動があります。この部分は肥厚して見えることがあります。胃は皺壁（ひだ）が大きいので、内容物がない場合は壁が肥厚して見えますが、胃前庭部は通常、壁が肥厚しています。

　十二指腸に移行した途端、壁が薄くなるので、胃と十二指腸の境界はわかりやすいです。

　腸管に炎症が起こると、大きく２つの状態になります。

a. 炎症細胞浸潤などがあって壁が肥厚する場合

b. 粘膜下組織に浮腫が起こる場合

　aの場合、壁は軟部濃度のまま全体的に肥厚し、血流豊富により**強い造影効果**を示します。

　bの場合、上皮の部分の軟部濃度、粘膜下組織の液体濃度、外膜の部分の軟部濃度により、**肥厚した腸管壁が灰色・黒・灰色の層状**に見えます。断面を観察した場合は**ターゲットサイン**となります。

③ おさえたい治療・ケアは？

　急性腸炎は、コモンディジーズ（common desease）と呼ばれる日常的によく遭遇する疾患群に含まれます。画像所見ももちろんですが、それ以上に身体所見は改善傾向にあるかどうかの鍵となります。また、典型的には**腸蠕動の亢進が聴取**されるため、あわせてケアに役立てましょう。

腸閉塞・イレウス

1 どのような病態？

▶ 腸管が、何らかの原因によって**通過障害を起こした状態**である。

▶ 器質的な閉塞起点がある場合（**機械性イレウス＝腸閉塞**）と、機能的原因による場合（**麻痺性イレウス**）に分けられます。

▶ 機械性イレウス（腸閉塞）のなかで腸管の血流障害を伴わないものを**単純性イレウス**、血行障害があるものを**絞扼性イレウス**といい、後者は原則として緊急手術の適応となります。

▶ 主な症状は**腹部全体の痛み、便秘、腹部膨満、嘔吐**などが挙げられます。

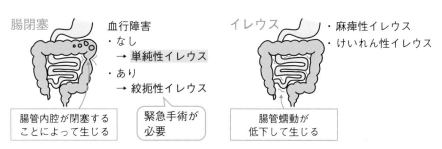

腸閉塞　血行障害
・なし
　→ 単純性イレウス
・あり
　→ 絞扼性イレウス

腸管内腔が閉塞することによって生じる

緊急手術が必要

イレウス
・麻痺性イレウス
・けいれん性イレウス

腸管蠕動が低下して生じる

2 画像で見るべきポイントは？

腹部単純CT画像（水平断・臥位）

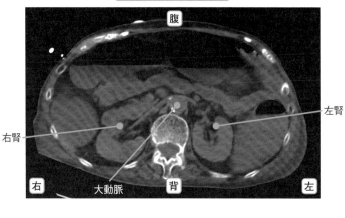

右腎　左腎　腹　大動脈　背　右　左

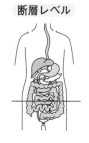

断層レベル

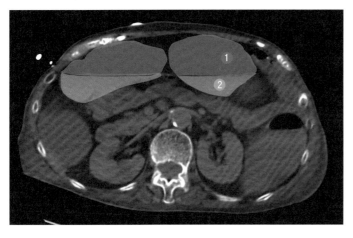

● 空気❶、腸管内容物❷が分離しており、典型的な腸閉塞の所見である。

● このほか、絞扼性イレウスの場合は、造影CT検査にて腸管の造影効果を評価する。看護師においては、絞扼性イレウスの場合、激しい腹痛や血液ガス分析での乳酸アシドーシスの進行などで予測できる可能性がある。

3 おさえたい治療・ケアは？

　典型的には排便がない、便汁様の嘔吐、X線写真での鏡面像など、腸閉塞やイレウスが疑われる際にみるべきポイントは多岐にわたります。絞扼性イレウスの場合、緊急性が高いため、リスクが高い患者においては注意する必要があるでしょう。

　ガスや液体貯留で腸管の拡張が広がっている場合、緊急手術の適応となるような閉塞や絞扼を起こしている部位がないか、確認しなくてはなりません。

　CT画像では、まず大腸を確認します。大腸が問題なければ小腸が原因と考えられます。

☑ 大腸は肛門部、上行結腸、下行結腸は固定されているので、その3部位を見つける。

☑ 3部位を連続で観察し、直腸から盲腸まで閉塞起点がないか確認する。

　また、腸閉塞やイレウスは画像所見により確定診断に至りますが、検査前にその患者の背景を知ることで、診断の確率を高めることができます。キーワードとして、例えば「腹部手術の既往」があります。開腹、腹腔鏡を問わず、術後に腹壁と腸管が癒着することで、腸管が折れ曲がったり狭窄することがあり、腸管内容物の停滞を招いて「癒着性腸閉塞」を発症することがあります。

　このように**ハイリスクな症例を拾い上げ、臨床症状に照らし合わせる**ことで、画像検査の必要性を根拠をもって説明できるようになります。どの症例でもすぐに検査を行うのではなく、まずはベッドサイドでできることから試してみましょう。

腹水

1 どのような病態？

▶ 腹水は何らかの原因で**腹部に水がたまった状態**です。

▶ 生理的に腸管がスムーズに動くために、通常 50mL 程度の腹水は貯留していますが、CT 画像検査にて**目に見える貯留がある場合**に**腹水貯留**と診断します。

▶ 症状としては、大量に貯留したときに腹部が膨留すると**蛙腹**になる場合があります（仰臥位では腹水は側腹部へ移動するため）。そのほか胃が圧迫されて**食欲不振**や**悪心**などの症状が現れます。

▶ 原因としては、腹水の産生過多や排泄障害が挙げられます。特に頻度として多いのは、低栄養状態や肝障害を原因とする**低アルブミン血症**です。

▶ そのほか、腹水の産生、排泄にかかわる腹膜に炎症が起こると、バランスが崩れて腹水貯留をきたします。

2 画像で見るべきポイントは？

腹部単純 CT 画像（水平断）

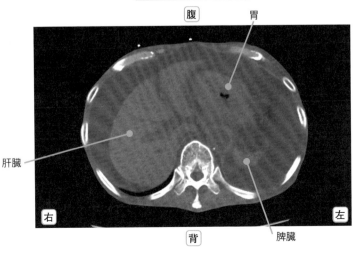

断層レベル

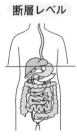

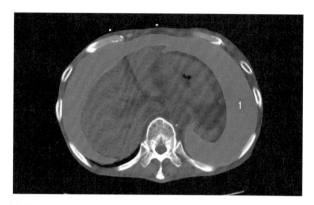

● 全周性に<u>腹水の貯留❶</u>を認める。
● 肝硬変やがん性腹膜炎などでは、著明な腹水貯留を認める。

　腹水は通常漿液性です。しかし、感染や腫瘍で混濁することや、出血を伴うこと（血性腹水）があります。骨盤底の腹水など、軽度濃度の高い領域が沈殿して水平面を形成した場合（液面形成）、血性腹水の可能性があります。

　頭部の Window 条件にして、**血腫の濃度を示すか確認しましょう。**

3　おさえたい治療・ケアは？

　腹水の分類には、**漏出性腹水**と**滲出性腹水**があります。場合によっては、これに感染が絡むこともあり、ドレナージが必要となる場合があります。

　腹部超音波（エコー）検査などで比較的容易に診断できるため、腹部膨満など疑わしい所見があれば、画像検査の実施を医師に提案してみるのもよいでしょう。

汎発性腹膜炎

1 どのような病態？

▶ 腹部臓器の炎症が腹膜に波及し、**腹膜全体に炎症が広がった状態**を汎発性腹膜炎といいます。

▶ 症状としては**腹部全体の痛み、悪心や嘔吐**などが挙げられます。

▶ 腹部を圧迫し急激に離した際に痛みの増強する**反跳痛**、腹部の筋肉がこわばった状態の**筋性防御**は「**腹膜刺激症状**」といい、腹膜炎の際にみられる身体所見として挙げられます。

▶ 消化管壁に穴が開き、消化液が腹腔内に漏れる**消化管穿孔**や、肝硬変患者で慢性的に腹水貯留がある症例で細菌感染を合併する**特発性細菌性腹膜炎**という病態も原因として挙げられます。

2 画像で見るべきポイントは？

腹部造影 CT 画像 （水平断）

腹

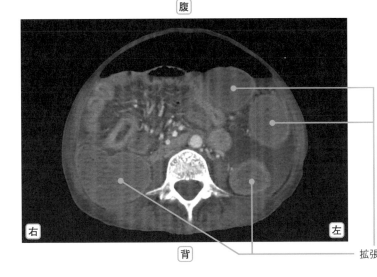

右　左

背

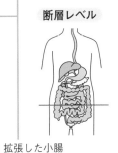

断層レベル

拡張した小腸

151

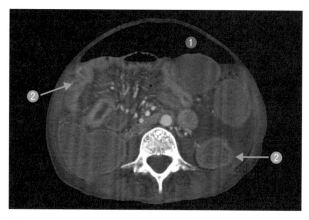

● 腹側にフリーエア❶を認め、腸管は浮腫状に肥厚している❷（➡）。

● 造影剤を使用した CT 検査の場合、腸管壁と内容物が明瞭に判別できる。壁の厚さなど、基準をもって「腸管壁の浮腫」と指摘されるわけではないが、単純 CT 画像では目立たないため、明らかに視認できる場合に上述したような所見を指摘する。

　この症例は消化管穿孔を起こし、その影響で腹膜炎となりました。

　正常の腹膜は CT 画像上では確認できません。腹膜炎は腹膜に炎症が起こり、肥厚するため、画像上、明瞭化して造影効果を伴います。腹膜（漿膜）は腸管や腸間膜の表面にもあるので、腹膜炎のときはその部分も肥厚します。

3 おさえたい治療・ケアは？

　汎発性腹膜炎は通常、**緊急手術が必要な病態**です。腹部症状の訴えがある場合、**腹壁全体が板状硬（板のように固く触れる）**や**反跳痛（手を押しつけたときより、離したときのほうが痛む）**といった所見を見逃さないように注意します。

急性膵炎

1 どのような病態？

▶ 急性膵炎は酵素による自己膵の消化で、**アルコール**と**胆石**が原因として多くを占めます。

▶ その他の原因として、外傷、外科手術後、内視鏡的逆行性胆管膵管造影（endoscopic retrograde cholangiopancreatography：ERCP）後、膵胆管合流異常症、高脂血症、副甲状腺機能亢進症などが挙げられます。

●急性膵炎の重症度判定基準

A 予後因子（予後因子は各1点とする）
1）Base Excess ≦－3mEq/L またはショック（収縮期血圧≦80mmHg）
2）PaO$_2$ ≦ 60mmHg（room air）または呼吸不全（人工呼吸管理が必要）
3）BUN ≧ 40mg/dL（または Cre ≧ 2mg/dL）または乏尿（輸血後も1日尿量≧ 400mL）
4）LDH ≧基準値上限の2倍
5）血小板数≦ 10万/mm^3
6）総 Ca 値≦ 7.5mg/dL
7）CRP ≧ 15mg/dL
8）SIRS 診断基準における陽性項目数≧3
＊SIRS（1）体温＞38℃または＜36℃、（2）脈拍数＞90回/分、（3）呼吸数＞20回またはPaCO$_2$<32mmHg、（4）白血球数＞12,000/mm^{3}または＜4,000/mm^3、もしくは＞10％幼若球出現
9）年齢≧ 70歳

B 造影 CT Grade	
① 炎症の膵外進展度	
前腎傍腔	0点
結腸間膜根部	1点
腎下極以遠	2点
② 膵の造影不領域	
各区域に限局、または膵周辺のみ	0点
2つの区域にかかる	1点
2つの区域全体、またはそれ以上	2点

①＋②のスコア合計　　1点以下：Grade 1
　　　　　　　　　　　2点：　　Grade 2
　　　　　　　　　　　3点以上：Grade 3

重度の判定　①　予後因子が3点以上または、
　　　　　　②　CT Grade 2以上の場合は重症

武田和憲，大槻眞，須賀俊博，他：急性膵炎重症度判定基準最終改訂案の検証．厚生労働省科学研究費補助金難治性疾患克服研究事業難治性膵疾患に関する調査研究．平成19年度 総括・分担研究報告書 2008：29-33.

●造影CTによるCT Grade分類（予後因子と独立した重症度判定項目）

膵造影不良域 ＼ 膵外進展度	前腎傍腔	結腸間膜根部	腎下極以遠
＜ 1/3	Grade 1	Grade 1	Grade 2
1/3～1/2	Grade 1	Grade 2	Grade 3
1/2＜	Grade 2	Grade 3	Grade 3

□ Grade 1
■ Grade 2（灰色）
■ Grade 3（黒）

浮腫性膵炎は造影不良域＜1/3に入れる。
原則として発症後48時間以内に判定する。

高田忠敬編：胆石性膵炎の診療方針．急性膵炎診療ガイドライン 2021 第5版，金原出版，東京，2021：56. より転載

▶ 重症度の判定として厚生労働省より**基準値（急性膵炎の重症度判定基準）**が示されており、**3つ以上を満たす場合、もしくは造影CT検査によるGrade判定が2以上の場合を重症膵炎**と診断します[1]。

▶ 時期により所見は変化します。急性期は組織の浮腫が顕著となり、その後に壊死が進み、時間をかけて治癒が進みます。

2 画像で見るべきポイントは？

腹部造影CT画像

（水平断）

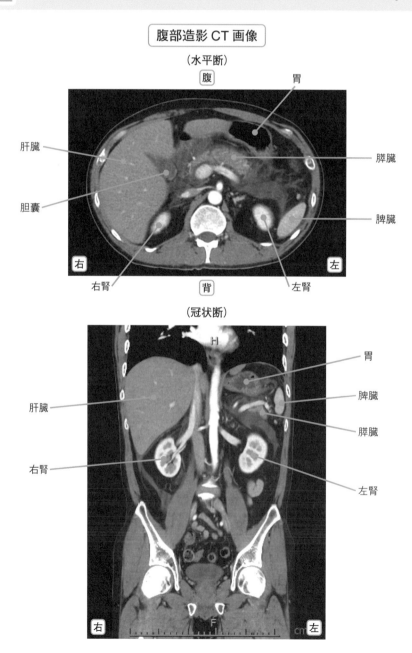

（冠状断）

異常・特徴的な所見はここをチェック！

（水平断）

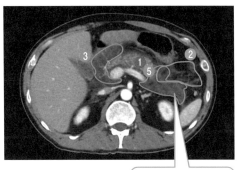

（冠状断）

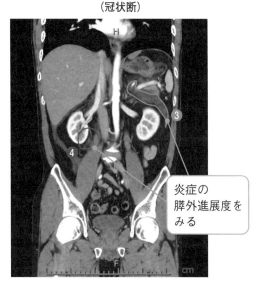

> 水平断の膵臓で
> ムラがない＝
> 造影不良域は
> 認められない

> 炎症の
> 膵外進展度を
> みる

● 膵臓❶はびまん性に腫大し、膵臓周囲の後腹膜脂肪織内の濃度上昇❷や液体貯留❸を伴っている。

● 脂肪織濃度の上昇は、腎下極以遠まで到達❹している。

● 膵臓の造影不良域❺はなく、造影CT「Grade 2」の所見である。

　膵臓は後腹膜臓器であり、炎症はまず後腹膜に広がります。尾側方向では前腎傍腔へ、前方では後腹膜に連続している間膜根部へ広がります。

　したがって、膵炎の初期には腹水は出ません。初期であっても、重症膵炎の場合は腹膜も損傷することがあり、初期から腹水も出現するので注意が必要です。

3 おさえたい治療・ケアは？

　膵炎は、**非常に強い腹部症状**を訴えます。炎症が高度な場合は、集中治療を要する状態に進展することがあります。

　以前は消化酵素にかかわる膵臓の炎症であり、急性期が落ち着くまでは絶食での管理が行われていました。しかしながら、近年、可能な限り早い段階での栄養療法が推奨されています。ただし、腹腔内に高度な炎症がある場合、腸管が「麻痺性イレウス」といった機能低下をきたすことがあります。そのため、食事や排便状況など、十分に注意して観察する必要があります。

腎盂腎炎

1 どのような病態？

▶ **発熱、戦慄（シバリング）、側腹部痛**が典型的な症状で、下部尿路症状が現れることもあります。

▶ およそ2割に、**菌血症を合併**します。

▶ 男性、高齢者の腎盂腎炎は、**複雑性尿路感染症**（尿路奇形、前立腺肥大症、尿管結石、腫瘍、カテーテル関連）が原因となることがあります。

▶ 典型的には画像所見にて、**腎周囲脂肪織濃度の上昇、水腎症**がみられます。

2 画像で見るべきポイントは？

腹部単純 CT 画像

（水平断）

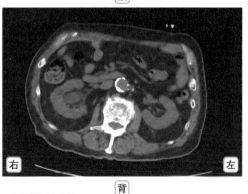

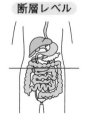

断層レベル

腹部造影 CT 画像

（矢状断）

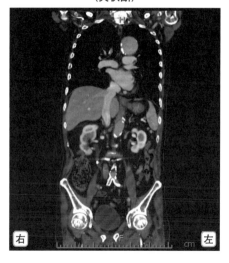

異常・特徴的な所見は ここをチェック！

(水平断)

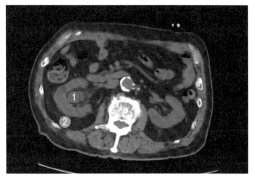

(矢状断)

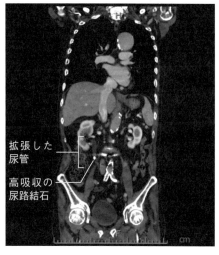

拡張した
尿管

高吸収の
尿路結石

- 右腎盂の拡張❶を認め、右結石性腎盂腎炎の症例である。
- 同側の腎周囲の脂肪織濃度も上昇❷しており、腎盂腎炎の所見である。

腎盂腎炎では、炎症細胞浸潤や浮腫性変化のため、腎が腫大します。すなわち、対側の腎に比べて大きく見えます。また、炎症を反映し、被膜部周囲に毛羽立ちが広がります。

腎盂腎炎はまだらに糸球体が障害されるため、**放射状の造影効果を伴う**ことが特徴です。

3 おさえたい治療・ケアは？

発熱患者における尿路感染症、腎盂腎炎は、臨床で遭遇する頻度が高い疾患です。

抗菌薬といった医療的な介入はもちろんですが、飲水や補液による尿路のクリアランスを高めることで、細菌を体外に排出することを促進することができます。状態に応じて、飲水の励行、難しければ補液を追加するなどのケアを行います。

動脈血栓症

1 どのような病態？

▶ 塞栓性が多く **90％が心原性**、粥腫など大動脈壁の血栓が 10％、血栓性では arteriosclerosis obliterans（ASO）やバージャー（Buerger）病による動脈の閉塞が原因となります。

▶ 好発部位は**約 1/3 が大腿動脈**にみられ、それに次いで腸骨動脈、上肢動脈、膝下動脈に多くみられます。

▶ 治療として**血栓溶解**や**血栓除去**が行われます。

2 画像で見るべきポイントは？

腹部造影 CT 画像 （水平断）

腹

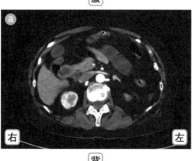
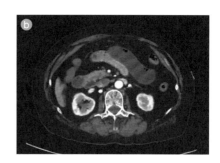

右　左

背

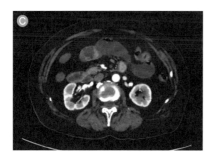

断層レベル

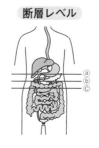

異常・特徴的な所見は ここをチェック!

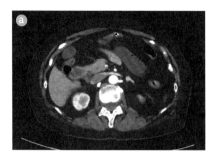
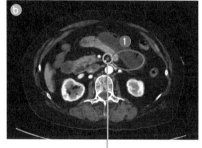

SMA 血栓

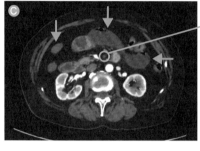

SMA 血栓

- 既往に心房細動があり、上腸間膜動脈（SMA）に造影不領域を認め❶、血栓症を認める。
- 支配領域である小腸（➡）に広範な造影不良を認める❷。

　血栓症は、明らかな突然発症の疾患です。血栓症を疑う場合、動脈内に新しい血栓がないかどうか、**頭部の Window 条件**で確認します。そのうえで、造影 CT 検査を行います。

新しい血栓は頭部の Window 条件で確認しましょう。

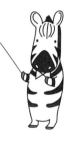

3 おさえたい治療・ケアは？

　動脈血栓症の場合、それより末梢の血流が途絶するため、色調不良、冷感、疼痛、感覚異常などの症状をきたします。また、ひどい場合には壊死することもあるため、発症早期の発見が重要です。

　薬物療法やカテーテル治療のほか、末梢を温める、弾性ストッキングやフットポンプは使用しないなど、対応可能なところからケアを行いましょう。

胆石、胆嚢炎・胆管炎

1 どのような病態？

▶ 胆嚢炎は、通常、胆石（結石）が胆嚢管に嵌頓し、胆汁鬱滞がもととなり感染を合併して起こりますが、胆石を伴わない**無石胆嚢炎**もあります。

▶ 胆嚢は腫大し、胆嚢壁は浮腫状に肥厚し、肝実質にも炎症が及ぶことがあります。

2 画像で見るべきポイントは？

❶腹部造影 CT 画像（水平断）　　**❷腹部単純 CT 画像**（水平断）

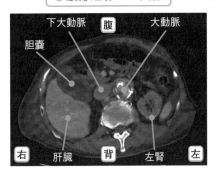

下大動脈　腹　大動脈
胆嚢
右　肝臓　背　左腎　左

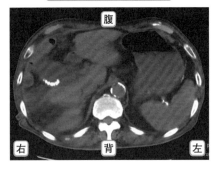

腹
右　背　左

異常・特徴的な所見は ここをチェック！

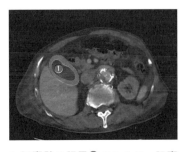

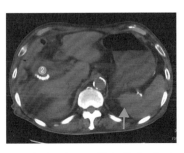

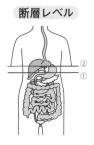

断層レベル

● 胆嚢壁の肥厚❶がみられ、胆嚢炎の所見を認める。

● 胆嚢内に胆石の貯留❷（→）を認める。

3 おさえたい治療・ケアは？

　腹部CTは通常、「直前の食事を延食」にして撮影します。食後の撮影の場合、胆嚢が収縮します。ゴム風船と同様、収縮しているときは壁が肥厚して見えるので、その状態が異常か正常なのか判断できません。胆石があった場合、胆管にも結石がないか、胆管の拡張がないか観察します。特に黄疸があった場合には必ず確認しましょう。

　胆嚢炎は、典型的には**右季肋部の痛み**があります。ただし、胆石の落下で総胆管結石という病態になった場合、黄疸などの症状が出ることがあります。その場合、緊急での治療が必要なことが多いため、日常的に注意して観察します。

4 もっと知りたい留置物

　日常的にデバイスの位置を確認する目的で、X線撮影を行うことがあります。具体的には、経鼻胃管やドレーン、ステントなどが挙げられます。留置位置の移動がないかどうか、十分に注意して観察しましょう。

腹部単純X線写真

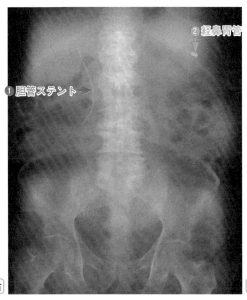

・胆管ステント（❶、➡）総胆管結石など、胆汁の流れが物理的に閉塞している際に留置する。

・経鼻胃管（❷、➡）胃管は栄養のための管で、栄養剤を流すほか、減圧目的など用途はいくつかに分かれる。

文献

1．高田忠敬編：胆石性膵炎の診療方針．急性膵炎診療ガイドライン2021，第5版，金原出版，東京，2021．

実践
3
腹部の画像

骨折画像を見る前におさえる
キホンの知識

1　正常の形を知る、見慣れる

　自動販売機で買った缶ジュースがへこんでいたら、みなさんは「変な形になってる。きっと落ちた衝撃でへこんでしまったんだな」とすぐにわかるでしょう。それは、**きれいな形をした缶が正常**と「見慣れて知っている」からです。

X線写真の見かたもこれと同じです。「正常の形を知っている」からこそ異常な形に気づくのです。

　正常な骨のX線写真の特徴として、以下の2点がポイントです。

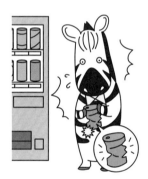

- ✅ 骨の周りは、なめらかな一筆書きの線で追いかけることができる
- ✅ 関節部は向かい合った骨のラインが平行な曲線となる

2　画像を見比べて違いを探す

　骨格の個人差や撮影の角度によって、正常な骨でも正常に見えない場合もしばしばあります。そのときは、**健側のX線写真を左右反転したもの**や、**過去の同じ撮影条件の画像**と比較すれば、骨折は間違い探しのように見つけることができます。

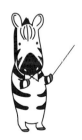

特に小児では、
骨の成長線が骨折と紛らわしいため、
医師が健側撮影もオーダーしていること
が多いです！

3 骨折の呼びかたを知る

骨折は次のような順番で名付けています。

✅ **骨折の診断名＝「骨の名称」＋「折れた場所」＋「骨折」**

骨の名称は、上腕骨や大腿骨などの「○○骨」と呼ぶものです。折れた場所は、体幹に近いほうから「近位部（または近位端）」「骨幹部」「遠位部（または遠位端）」で表します。

近位部・遠位部の範囲は、**AO/OTA 分類**という規定により、それぞれ**骨端部の最大幅を一辺とする正方形の範囲**を指します。残りの真ん中の範囲を「骨幹部」としています。

●近位部・骨幹部・遠位部のイメージ

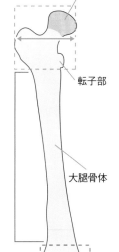

近位部・遠位部は
骨端部の最も大きい横幅を
正方形にした範囲のことです。

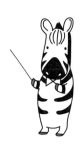

肩関節周囲の骨折

1 どのような解剖・病態？

▶ 鎖骨骨折

▶ 鎖骨は、胸骨と肩甲骨をつなぐ S 字状の骨です

▶ 近位は頭蓋骨と胸鎖乳突筋で、遠位は肩甲骨と靱帯でつながっているので、折れると**近位は上方**に、**遠位は下方**に転位します。

▶ 上腕骨近位部骨折

▶ 上腕骨頭は、解剖頸（骨頭の半球の真ん中）と外科頸（骨幹部との境目）で折れる場合の 2 か所あります。

▶ 外科頸に沿って腋窩神経が通っているため、外科頸骨折では**腋窩神経麻痺（肩外側のしびれ、痛み）**に注意します。

▶ 上腕骨近位部での骨折を「上腕骨近位部骨折」といい、骨粗鬆症の高齢女性で生じることが多いです。

肩の筋肉注射でも、
腋窩神経損傷に
注意しますね。

2 画像で見るべきポイントは？

　上腕骨近位部は外側に大結節、前方に小結節があり、X 線写真でも確認できます。これら結節には回旋腱板筋が付着し、肩の運動に際して肩が脱臼しないように安定化させる機能があります。

●肩関節周囲の解剖とX線写真

・鎖骨は、周りを横一文字に一筆書きの線でなぞることができる

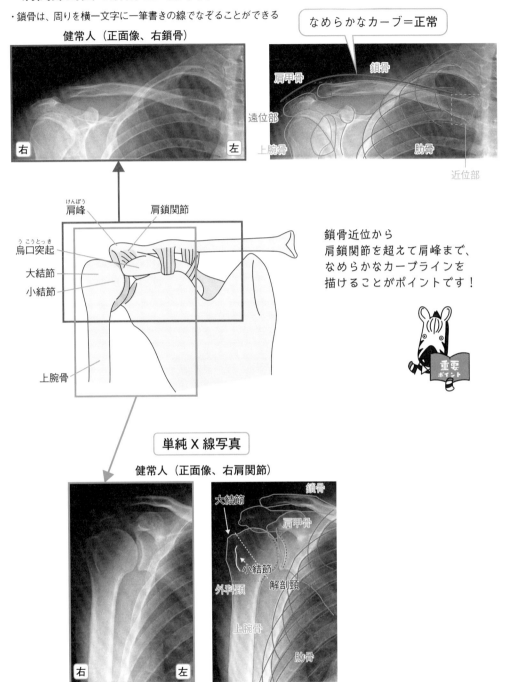

なめらかなカーブ＝正常

健常人（正面像、右鎖骨）

右　左

肩甲骨　鎖骨

遠位部

上腕骨　肋骨

近位部

肩峰　肩鎖関節

けんぽう

うこうとっき
烏口突起

大結節

小結節

上腕骨

鎖骨近位から
肩鎖関節を超えて肩峰まで、
なめらかなカーブラインを
描けることがポイントです！

重要
ポイント

単純X線写真

健常人（正面像、右肩関節）

右　左

大結節

鎖骨

肩甲骨

小結節

外科頸　解剖頸

上腕骨

肋骨

上腕骨近位は、外側に大結節、前方に小結節があり、X線写真でも確認できます。

異常・特徴的な所見は**ここをチェック！**

単純 X 線写真

❶鎖骨骨折

鎖骨骨幹部骨折（正面像、右鎖骨）　　　　鎖骨遠位部骨折（正面像、右鎖骨）

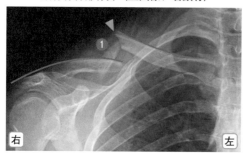 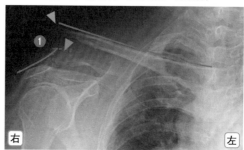

- 骨折部では、鎖骨上縁からの<u>カーブラインが途切れている</u>❶ことで骨折が確認できる。
- 骨折部<u>近位骨片</u>（▼）は上に、<u>遠位骨片</u>（▼）は下に転位していることに注目する。皮膚トラブルがないかチェックしよう。

❷上腕骨近位部骨折

上腕骨近位端骨折（正面像、右肩）

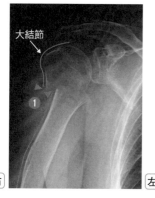 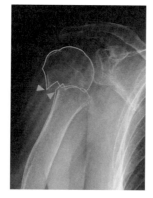

- 大結節の直下（外科頸）で<u>外側のライン</u>❶が途絶している。**腋窩神経麻痺**に注意するタイプの骨折である。

3 おさえたい治療・ケアは？

　保存加療中あるいは手術までの待機期間中は、鎖骨は鎖骨固定帯（クラビクルバンドなど）、上腕骨は三角巾＋バストバンドで胸壁に固定（いわゆるデゾー固定）することが多いです。

　首や肩周りは皮膚が薄いため、骨折の転位が大きい場合、ずれた骨が皮膚をつきあげ（テンティング サイン）、**皮膚壊死・穿孔**することがあります。バンドを巻き直す際には、**皮膚トラブルがないか確認**します。

肘関節周囲の骨折

1　どのような解剖・病態？

▶ **手や肘をついて転んで受傷**します。小児では**上腕骨遠位部骨折**（特に**顆上骨折**）が多いです。

▶ 捻って手をつくような受傷では、靭帯損傷も伴って脱臼することがあります（terrible triad injury）。

▶ 肘関節は、上腕骨・尺骨・橈骨で構成され、尺骨近位部は習慣的に「肘頭」と呼びます。

▶ 上腕骨遠位部骨折は、折れる場所によって「顆上骨折」「通顆骨折」などと呼ぶこともあります。

2　画像で見るべきポイントは？

　上腕骨、尺骨、橈骨が重なって複雑な構造をしているため、正面画像、側面画像の2枚で確認します。

　正面像では、上腕骨遠位（小頭～滑車）と、橈骨頭～尺骨鉤状突起が向かい合った関節なので、平行な曲線ラインが見えることを確認しましょう。

　側面像では、正面では見えづらかった**尺骨のライン**がしっかり追えます。

単純 X 線写真

健常人（肘関節、正面像）

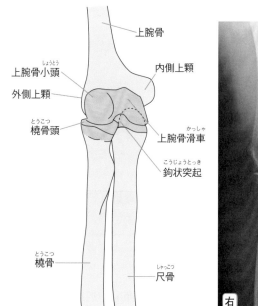

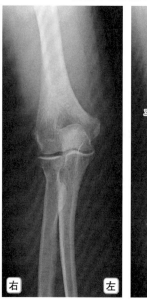

上腕骨
平行な関節面ライン
橈骨
尺骨

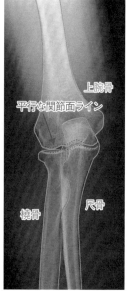

上腕骨
内側上顆
上腕骨小頭
外側上顆
橈骨頭
上腕骨滑車
鉤状突起
橈骨
尺骨

単純 X 線写真

健常人（肘関節、側面像）

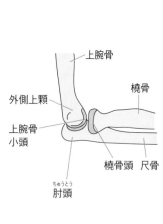

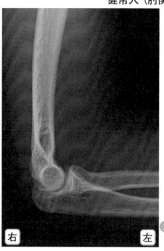

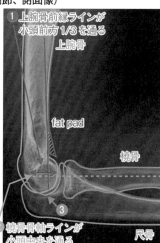

❶ 上腕骨前縁ラインが小頭前方1/3を通る
上腕骨
fat pad
橈骨
❸
❷ 橈骨骨軸ラインが小頭中央を通る
尺骨

上腕骨
橈骨
外側上顆
上腕骨小頭
橈骨頭　尺骨
肘頭

上腕骨遠位端が"円に見える"ことが特徴で、次の3点が正常所見のポイントです。

✓ 上腕骨前縁ライン❶が円の前方1/3を通る

✓ 橈骨骨軸ライン❷が円の中央を通る

✓ 尺骨の関節面❸が円を包むように上向きのC字型となり、**関節面が平行**になっている

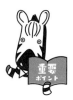

重要ポイント

異常・特徴的な所見はここをチェック!

上腕骨遠位部骨折（正面像、右手）

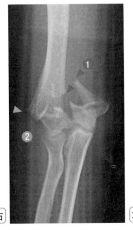

右　　　左

肘頭骨折（側面像、右手）

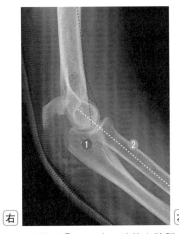

右　　　左

- 上腕骨遠位端骨折は肘関節面がずれる場合が多く、**正面像**が読影しやすい。

- いくつもの骨片に別れて骨折❶しており、関節面のライン❷が途切れて平行になっていない。

- 尺骨関節面❶のC字の途絶を確認できる（正常ポイント❸）。

- 橈骨骨軸ライン❷は円の中央を通り、位置関係は正常。fat pad sign は陰性である。

3 おさえたい治療・ケアは？

　肘関節周囲の骨折では、肘を90°曲げてシーネ固定を行います。

　肘の内側に尺骨神経があるため、シーネが長時間当たって尺骨神経麻痺（環指、小指のしびれ）を起こしていないか確認します。

4 もっと知りたい小児の肘関節

　橈骨頭脱臼は、**橈骨骨軸ラインが円の中央を通らないこと**（＝上腕骨と橈骨の関節の位置異常）で診断できます。

　肘関節包の前方にある脂肪層を fat pad といい、円の前方やや上に黒い三角形の影として見えます。骨折や捻挫などに伴う関節内の損傷があると、出血によって脂肪が下方から押し上げられて迫り出して大きく見えます。これを「**fat pad sign 陽性**」といい、特に小児では肘周りの骨が未完成のため見えない部分が多く、fat pad で損傷を評価します。

手関節周囲の骨折

1 どのような解剖・病態？

▶ 手関節周囲の骨折は、手をついて転倒して受傷します。

2 画像で見るべきポイントは？

単純X線写真

健常人の手関節（正面像、右手）

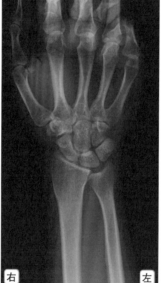

きんいしせつかん
近位指節間
（PIP）関節

えんいしせつかん
遠位指節間
（DIP）関節

ちゅうしゅしせつ
中手指節
（MCP）関節

しょうりょうけいこつ
小菱形骨

だいりょうけいこつ
大菱形骨

しゅうじょうこつ
舟状骨

げつじょうこつ
月状骨

橈骨

有頭骨

ゆうこうこつ
有鈎骨

三角骨

尺骨

右　　左

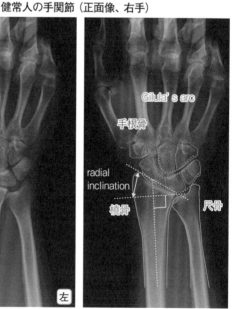

Gilula's arc

手根骨

radial
inclination

橈骨　　尺骨

手関節は**橈骨**と**尺骨**、**手根骨**からなる関節です。

手根骨には「Gilula's arc」と呼ばれる3本の関節面平行ラインがあります。手根骨の骨折・脱臼では、このarcが乱れます。

橈骨遠位部は特徴的な形をしていて、橈骨骨軸の垂線に対して関節面が約20°傾いているのが正常です（radial inclination、橈骨遠位部尺側傾斜という）。

異常・特徴的な所見は**ここをチェック!**

単純 X 線写真

橈骨遠位部骨折

（正面像、右手）

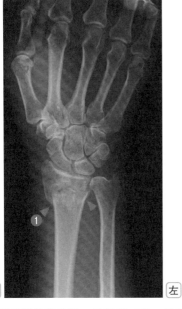

右

（骨折部拡大図）

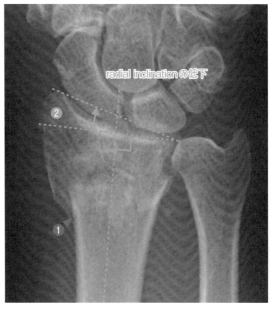

左

● 橈骨遠位部骨折の骨折部では、骨皮質の不自然な曲がり方をしており、骨折❶により radial inclination ❷ が 20°以下に低下している。

3 おさえたい治療・ケアは?

肘から手掌までシーネ固定されることで、**指先がむくみやすい**です。

浮腫を予防するために、手首の関節を動かさない状態での**指先の運動**は積極的に行ってよいでしょう。**三角巾での挙上**も有効です。

股関節周囲の骨折

1 どのような解剖・病態？

▶ 股関節は、大腿骨と骨盤からなる関節です。

▶ 近位部の骨折は原則として手術適応があり、どこで**折れたかで手術の方法が変わる**ため、**骨頭**、**頸部**、**転子部**の3つに分けて診断します。

▶ **骨頭骨折**は、若年者のダッシュボード損傷などの交通事故、高所墜落などで起こる高エネルギー外傷での損傷例がほとんどです。

▶ **頸部骨折**と**転子部骨折**は、高齢者の転倒など、低エネルギーで起こる骨粗鬆症に起因する骨折です。

2 画像で見るべきポイントは？

骨盤が作るお椀（寛骨臼）にボール（大腿骨頭）がはまって股関節となっています。お椀とボールのラインが、**関節面の平行なライン**として見えます。

大腿骨骨幹部から頸部を超えて骨盤のほうまで、内側のラインはなめらかな曲線（図中点線）が描けます。

単純 X 線写真

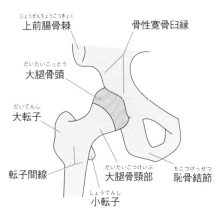

じょうぜんちょうこつつきょく
上前腸骨棘

骨性寛骨臼縁

だいたいこっとう
大腿骨頭

だいてんし
大転子

転子間線

だいたいこつけいぶ
大腿骨頸部

ちこつけっせつ
恥骨結節

しょうてんし
小転子

健常人の股関節

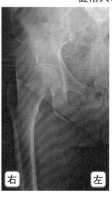

右

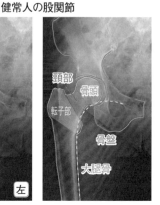

頸部

骨頭

転子部

骨盤

大腿骨

左

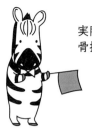

実際に骨頭骨折、頸部骨折、転子部骨折の例を見て、
骨折部位の違いを比べてみましょう。

異常・特徴的な所見は ここをチェック！

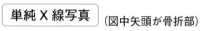

単純X線写真 （図中矢頭が骨折部）

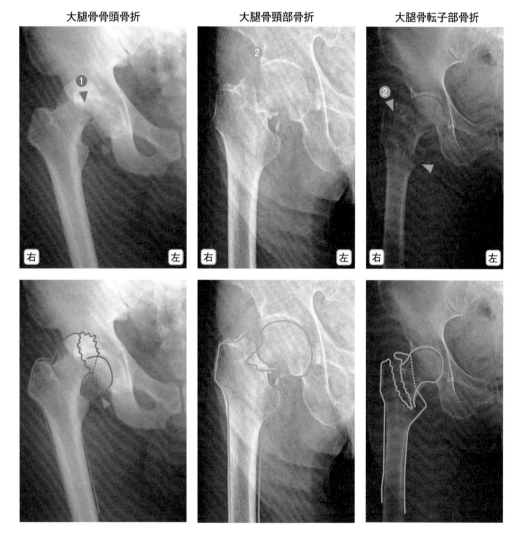

● 骨頭骨折では、<u>股関節が脱臼し、骨頭の一部が寛骨臼内に残っている</u>❶。

● 頸部骨折や転子部骨折では、大腿骨骨幹部から頸部にかけてのなめらかなラインが破綻❷している。
破綻した場所によって頸部骨折か転子部骨折かが異なる。

3 おさえたい治療・ケアは？

骨頭骨折や頸部骨折は、転位が大きいと骨頭壊死のリスクが上がるので、**骨折観血的手術**（open reduction and internal fixation：ORIF、骨接合術）よりも**人工関節手術**（**人工骨頭挿入術・人工股関節全置換術**〈total hip arthroplasty：THA〉）を選択されることが多いです。

術前に安静度を上げると骨折部が転位する可能性がありますが、人工関節手術では骨頭は摘出するため転位は気にせず、痛みに応じて安静度をフリーとすることが多いです（実際は、痛くて動けないことが多い）。

一方、骨折観血的手術を行う場合は、安静度をベッド上安静としたり、直達・介達牽引を行い、転位を防ぐことが多いです。

人工関節手術は、手術進入法（前方アプローチ・後方アプローチなど）によって脱臼肢位が異なります。そのため、術後は医師に**禁忌肢位の確認**が必要です。

4 もっと知りたい直達牽引・介達牽引

大腿骨近位部骨折は早期手術・早期離床により寝たきりの時間を減らし、合併症や日常生活動作（activities of daily living：ADL）障害を予防できるため、最近、準緊急的な早期手術が推奨されつつあります。

しかし、全身状態不良例や血糖コントロール不良例など、手術までの待機を必要とする場合（約1週間以上）、骨折部の転位を防ぎ疼痛を緩和させる目的で直達牽引（鋼線牽引）や介達牽引（スピードトラック牽引）を行うことがあります。

鋼線牽引では、ワイヤー刺入部の感染予防のために消毒処置を要し、スピードトラック牽引では擦れによる皮膚トラブルを予防するため、巻き直しと皮膚の観察が必要です。

また、牽引の力で患者の体が足元にずり落ちてしまって、足がベッド柵に当たっていたり、重りが床についてしまうと不十分な牽引になるので注意しましょう。

膝関節周囲の骨折

1 どのような解剖・病態？

▶ 膝関節は**大腿骨**、**脛骨**、**腓骨**、**膝蓋骨**で構成されます。

▶ 脛骨近位部は習慣的に「プラトー、脛骨高原」と呼ばれます。

2 画像で見るべきポイントは？

単純 X 線写真

健常人の膝関節（正面像・右足）

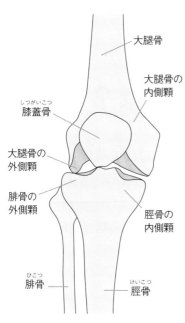
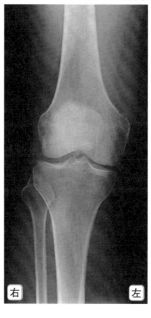
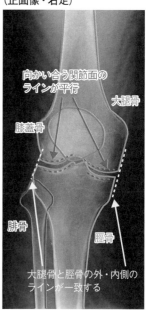

膝の関節面は内側と外側にあり、それぞれ向かい合う関節面のラインは平行になります。

大腿骨と脛骨の内側、外側のラインはともに一致します。

膝蓋骨は、正面像の画像ではうっすらしか見えません。**側面像のほうが見やすいです。**

異常・特徴的な所見は ここをチェック！

単純 X 線写真	3 D-CT 画像	(図中矢頭が骨折部)

脛骨近位部骨折

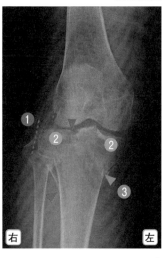 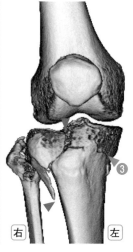

膝関節周囲の骨は分厚いため、骨折のヒビがわかりにくいことが多いです。
骨折が疑わしい場合はCT検査も追加されることが多いから、あわせてチェックしましょう！

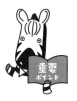

重要
ポイント

- 大腿骨と脛骨の外側のライン❶が一致していない。脛骨の関節面ラインが途中で途切れ、関節面のライン❷も平行に見えていない。

- 骨折線❸は、X線写真でははっきりしないが、3D-CT画像ではしっかり見える。

③ おさえたい治療・ケアは？

　脛骨近位部骨折は、コンパートメント症候群を最も起こしやすい骨折なので、**受傷から1週間までは特に注意が必要**です。シーネ固定はもちろん、**クーリング（冷却）と患肢挙上を徹底**して腫れを防ぎましょう。

　コンパートメント症候群の徴候（6Pが有名）が出現・進行する場合、創外固定の緊急手術となることもあるため、ためらわず医師に報告します。

❶疼痛（Pain）
❷腫脹、緊満（Pressure）
❸脈拍の消失（Pulselessness）
❹蒼白（Pallor）
❺感覚異常（Paresthesia）
❻麻痺（Paralysis）

足関節周囲の骨折

1 どのような解剖・病態？

▶ 足関節は、**脛骨**、**腓骨**、**距骨**で構成されます。

▶ 「うちくるぶし」は、脛骨遠位内側のでっぱりのことで、漢字で書くと**内果**です。

▶ 「そとくるぶし」は、腓骨遠位部のでっぱりのことで、漢字で書くと**外果**です。

▶ 足関節の外傷はひねりが加わって生じることが多く（足関節捻挫が最たる例である）、骨折だけでなく足関節の靱帯損傷の評価が重要です。

2 画像で見るべきポイントは？

単純 X 線写真

健常人の足関節

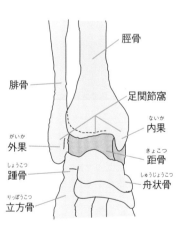

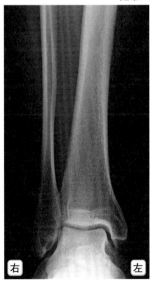

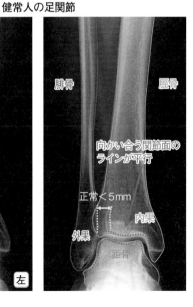

向かい合う関節面のラインが平行

正常＜5mm

脛骨

腓骨

内果

外果

距骨

177

内果から脛骨遠位部のカーブは外果までなめらかに続き、距骨の関節面ラインと平行になります。

　足関節周囲の靱帯組織をまとめてシンデスモーシス（syndesmosis）と呼び、骨折とともに損傷されやすいので注意します。

　脛骨遠位外側と腓骨遠位内側の距離（図中黄色のライン）が平行かつ5mm未満だと、シンデスモーシス損傷がないと判断します。

異常・特徴的な所見は ここをチェック！

| 単純X線写真 | 3D-CT画像 |

足関節骨折（図中矢頭が骨折部）

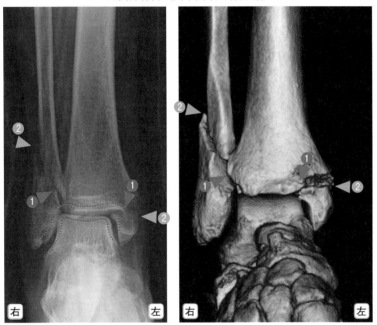

● 足関節骨折は内果、外果を中心に起こることが多く、関節面のライン（▶）が乱れていること❶、骨皮質のライン（▶）の途絶❷が確認できる。

3 おさえたい治療・ケアは？

　骨折後・手術後は腫れがひどくなり、足関節周囲に**水疱**を生じることがあります。

　脛骨近位部骨折と同様に、**クーリングと患肢挙上を徹底**します。水疱は皮膚壊死のサインなので、医師に報告します。

脊椎の骨折

1 どのような解剖・病態？

▶ 脊椎は**頸椎**、**胸椎**、**腰椎**、**仙椎**、**尾骨**の骨で構成されます。

▶ 事故や転倒、転落などの外傷では、**下位胸椎〜腰椎の骨折**が大部分を占めます。

▶ 椎体前方2/3までの骨折を**圧迫骨折**、椎体後方1/3まで骨折がある場合は**破裂骨折**とします。

2 画像で見るべきポイントは？

単純X線写真

健常人の脊椎（正面像）

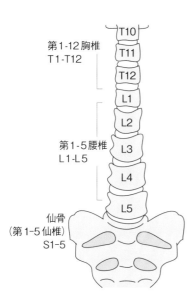

第1-12胸椎
T1-T12

第1-5腰椎
L1-L5

仙骨
（第1-5仙椎）
S1-5

T10
T11
T12
L1
L2
L3
L4
L5

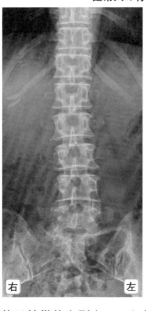

右　　　左

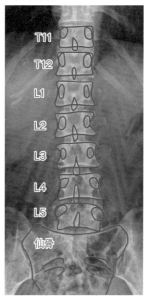

T11
T12
L1
L2
L3
L4
L5
仙骨

　X線写真の正面像では、正常椎体は特徴的な形をしており、"**四角いフクロウ**"（右図−❶）の顔のように見えます。

　椎体レベルの確認には、側面像で**三角の尖ったところ**（**岬角**）（右図−❹）を見つけ、それより1つ上を第5腰椎（L5）として下から椎体を数えます。

179

異常・特徴的な所見は ここをチェック！

単純X線写真

第2腰椎（L2）圧迫骨折
（正面像、▼が骨折部）

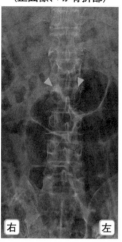

右　左

骨折部の拡大図

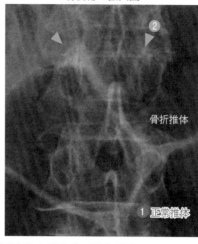

骨折推体

② 正常推体

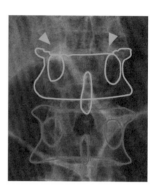

● ここでは正常椎体❶と圧迫骨折した椎体❷の両方が写っている。

● 骨折した椎体は、フクロウの顔でいう頭のラインが見えにくくなっていること❷が確認できる。

（側面像、図中矢印が骨折部）

単純X線写真

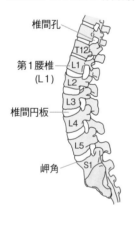

椎間孔

第1腰椎
（L1）

椎間円板

岬角

T12
L1
L2
L3
L4
L5
S1

腹

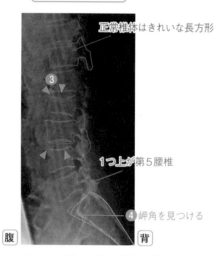

正常椎体はきれいな長方形

③

1つ上が第5腰椎

④ 岬角を見つける

背

● 骨折椎体❸は正面・側面ともにフクロウの顔の四角い輪郭が崩れる。

● 前方2/3が損傷しているので、圧迫骨折である。

● MRIで見ると、骨折の新旧がわかりやすい。

3 おさえたい治療・ケアは？

側面で椎体の潰れが大きい人は亀背（きはい）となることも多く、**背部の褥瘡**に注意します。

圧迫骨折は脊柱管に近いところまで損傷がないため、原則として**保存治療**となり、安静度は痛みに応じて歩行可となります。しかし、経過中に骨の潰れが進行して下肢の神経症状を生じる**遅発性麻痺**がまれに起こるため、**足のしびれや脱力**がないか、患者に確認しておきましょう。

破裂骨折は神経損傷のリスクもあり、**手術**になることが多いです。潰れを防ぐため、安静度も厳格に守ったほうがよいでしょう。

4 もっと知りたい骨折の画像

MRIは脊柱管や背骨周囲の靭帯損傷、骨内の損傷具合をみることができるため、MRI画像が手術方針を決定づけることにつながります。

X線写真は**姿勢を変えて撮影**したり、**定期的に撮影して比較**することで、変形や圧潰、骨癒合など、骨の形の変化をみるのに役立ちます。

骨折治療では、画像の種類によって、それぞれ役割が異なります。

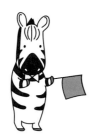

脊椎骨折は、X線写真だけでわからないことも多いです。
特に高齢者は、加齢変性による骨硬化も加わって
見えづらいので、そのときはCTやMRIの出番です。

骨盤の骨折

1 どのような病態？

▶ 骨盤は、**腸骨・恥骨・坐骨・仙骨**が１つにくっついてできています。

▶ 若年成人では、高所墜落や交通事故など**高エネルギー外傷**によって起こります。

▶ 仙骨前方には**静脈叢**（静脈の入り乱れた塊）があり、不安定型骨盤骨折ではこの静脈叢が損傷し、出血性ショックとなりやすいです。

▶ 近年の高齢化に伴い、重度の骨粗鬆症の高齢者が転倒して起こす**脆弱性骨盤輪骨折**が問題となっています。

2 画像で見るべきポイントは？

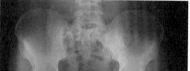

単純X線写真

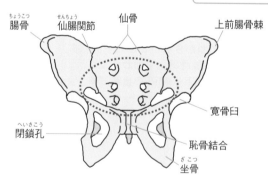

ちょうこつ　　せんちょう
腸骨　　仙腸関節　　仙骨　　　　上前腸骨棘

健常人の骨盤（正面像）

寛骨臼

へいさこう
閉鎖孔

恥骨結合

ざこつ
坐骨

仙骨は背中側にあるために、腹部・骨盤臓器と重なって見逃しやすく、仙骨骨折の判定は **CT検査**に頼らざるを得ない場面も多くあります。

骨盤は出産時の産道となる部分で、輪の形状をしており（解剖図のピンクの輪＝**骨盤輪**）、これが前後で２か所以上折れた不安定型骨折の場合は、骨盤が左右の２つに分かれることとなります。

重要なことは、骨盤骨折が
安定型か、不安定型かの判断です。

重要
ポイント

異常・特徴的な所見は**ここをチェック！**

単純 X 線写真 （正面像、図中矢印が骨折部）

安定型骨盤骨折

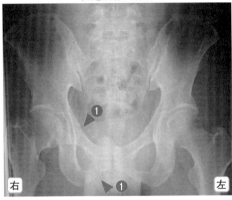

右　左

不安定型骨盤骨折

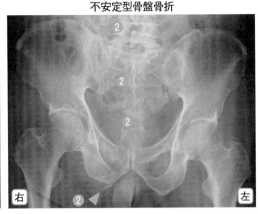

右　左

● 安定型では骨盤の輪は前方1か所だけの損傷❶、不安定型では前後2か所の損傷❷になっている。

3 おさえたい治療・ケアは？

　不安定型では、ローリングや荷重で骨折部がグラグラ動いて、出血を助長することがあるため、厳格な安静度制限が求められます。創外固定がされていれば、ローリング制限を少し軽減できます。

4 もっと知りたい骨盤周囲の外傷

　骨盤周囲の外傷では、**殿部に大きな皮下血腫を伴う紫斑**をみることがあります。これは Morel-Lavallée 損傷（モレルラバリー損傷）という、治療が必要となる皮下デグロービング損傷なので、発見したら医師に報告します。

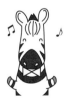

まだまだ紹介しきれない多くの骨折があります。
そして外傷だけでなく骨軟骨疾患や変形性関節症などの
慢性疾患もあります。

参考文献

1．Buckley RE, Moran CG, Apivatthakakul T 編，田中正日本語版総編集，澤口毅日本語版編集代表：AO 法骨折治療 - 英語版 Web 付録付 - 第3版．医学書院，東京，2020．

実践
4

骨格 の画像

索引

看護に活かせる　画像かんたんガイド

2023年9月2日　第1版第1刷発行

監　修　横堀　將司
編　集　町田　幹
　　　　竹原　典子

発行者　有賀　洋文
発行所　株式会社 照林社
　　　　〒 112 - 0002
　　　　東京都文京区小石川2丁目3 - 23
　　　　電話　03 - 3815 - 4921（編集）
　　　　　　　03 - 5689 - 7377（営業）
　　　　https://www.shorinsha.co.jp/
印刷所　大日本印刷株式会社

検印省略（定価はカバーに表示してあります）
ISBN978-4-7965-2597-8
©Shoji Yokobori, Tadashi Machida, Noriko Takehara/2023/Printed in Japan